JN210011

鍼と禅

HARI & ZEN

横田観風
YOKOTA Kanpu

春秋社

はじめに

この本の題名は『鍼と禅』となっていますが、「鍼（はり）」という字はあまり見慣れないと思います。この字は「針」と同意ですが、衣服を縫うのに用いる針ではなく、東洋医学の治療に使用する道具です。この鍼には多くの種類がありますが、現代では感染予防のため、ディスポ（滅菌済で使い捨て）のステンレス鍼が多く使用されています。私が臨床で使用しているのは、太さ〇・二ミリ、長さ三～五センチくらいの鍼で、極めて細く、軟らかで刺しても全く痛みを感じません。

私は世間的には「鍼灸師（しんきゅうし）」という国家資格を取得し、日々患者さんの体に鍼を刺したり、灸をすえたりして、あたかも地獄のエンマさんのようなことをしている者です。

「禅」とありますが、私は出家をしたこともない居士（こじ）の禅者です。本来ならば禅に関することは、出家して長く修行された禅僧が書くべきと思いますが、どこでどう間違ったのか、私のところに話が舞い込んできたので、何度も丁重にお断りしたのですが、押し切られて、ついに無謀にも書くはめになったわけです。

しかも、これまで漢方や鍼灸の専門書しか書いたことがないのに、今度は一般向けに書いてほしいという難題を出され、まるで難透（なんとう）の公案（こうあん）を与えられた気持でした。しかし、これも現成公案（げんじょうこうあん）と受け止め、勇を奮って突破しなければ本物の禅者になれないと覚悟し、やってみることにしたのです。

私は鍼灸学校入学と同時に、幸運にも臨済宗大徳寺派十四代管長の福富雪底老師（ふくとみせっていろうし）にご縁をいただきました。相見（しょうけん）してすぐに「あんたは鍼禅をしなさい！」とおっしゃった一句が、私の人生を貫いたのです。

それから以後、私の方から押売りをして老師の体のケアをさせていただき、逝去される前日までの二十八年間、老師の生きざまに触れ、禅風を受け、仏法に浴すことができたことは、まことにありがたいことでした。

鍼禅といっても初めのうちは何のことかもサッパリ分からず、鍼は鍼、禅は禅と全く別々に行じていましたが、しだいに鍼が禅に、禅が鍼にと、互いに影響を及ぼしあい、鍼禅一如の境涯に近づいてきたように思います。

この本の第一部では、「鍼の世界」とはどういうものかを語っています。若い頃に抱いていた大きな疑団が、接心中の体験によって氷解し、「万病一風の世界」に導かれたのですが、その内容について詳細に述べてみました。

第二部では、初め理論物理学の研究をしていた者が、なぜ鍼の世界に入り、さらに禅の世界にも縁ができて、一生を「鍼禅の道」を歩むことになったのかについて述べてみました。また縁あって大勢の門人を育成する立場にもなり、そのために幾多の日本の伝統的な道の文化を研究し、「いやしの道」を創成したことや、最後に鍼禅一如の世界観についても触れておきました。

本書は読者の皆さんにはあまりなじみのない、鍼の世界というのがどういうものかを、私の半生をふまえつつ、禅とのかかわりのもとに示そうとするものです。宏大なる鍼――「万病一風の世界」にすこしでも触れていただけますならば、ありがたく存じます。

横田観風

鍼と禅

目次

鍼と禅

第一部　鍼——万病一風の世界

第一章　鍼の基本的な概念

（一）気

鍼の世界は、「気」の概念なしでは全く語ることはできません。「気」は、目には見えませんが、感じることができるのですが、受けとる人によって差があるから困るのです。とくに自然科学思想に基づく西洋医学は、計器類を用いて測定し、いつでも、どこでも、誰にでも、同じ結果が得られるものだけを真理としますから、「気」など全く問題にされません。

けれども鍼の世界のことは、古聖賢たちが病人たちに鍼を用いて治療し、多大の成果をあげ、これを何とか時空を越えて伝えたいと願ったものと想像されます。その時代に幸運にも「易（えき）」

の思想がありました。

日々大自然の中で生き抜くために、彼らは太陽や月の運行、季節の推移、それに伴う動植物の生態などを根気強く観察し、そこから天地自然の法則性を見い出し、それを農作物の種蒔き、植え付け、刈り入れ、灌漑など、生活一切に応用したことから始まり、さらにそれを社会生活をはじめ、生きることに関する一切のものごとに宇宙の法則性を敷衍、応用していったのでした。

そんな流れの中で、古聖賢たちは、この「易」の法則性を人体やその治療体系にも応用したのです。それが「陰陽五行説」や「臓腑経絡説（ぞうふけいらくせつ）」です。

大自然の観察から、大宇宙の目に見えないが万物を絶えず変化流動させる不可思議なはたらきがあり、それが自分たちの生命にも同じようにはたらいて、生まれ、死に、日々食らい、出し、寝て、泣き、笑い、病ませているのを感じ、これを治療に役立つように、どのように表現するか？　が大きなテーマであったと想像されます。

生きている人体では、心臓が動き、呼吸をし、赤い血が体内をグルグル流れ、目が見え、耳が聞こえ、臭いが分かるなどするが、死んでしまうと、これら一切のはたらきが停止し、冷たくなり、しだいに分解してしまう。この事実をどのように表現するかに苦労されたと思われます。

そこで古聖賢たちは、目に見えないが、何か生命エネルギー的な「気」というものが、人体内を絶えず循環しているとして表現したのです。健康な人の場合には「真気（しんき）」が流れ、その流れる道すじを「経絡」としたわけです。

医療では病んだ人をどう治療するかが問題になります。生命力が減退すると「真気」の量も減り、それを「虚（きょ）」と名付け、さらに、それに乗じて外から生命を危険にさらす「邪（じゃ）」が侵入すると、それに対抗し、打ち破り、追い出すために、「真気」が集合して量が多くなり「実（じつ）」と名付けた状態になります。

「真気」の量を正常に戻すために、鍼を下すための部位を経絡上に定めたものを、「経穴（けいけつ）」としたわけです。

健康でどこも具合が悪くなければ、人間は何も感じませんが、異常が生じた場合、即座にそれをキャッチして、何とかしてほしいという情報を発するものです。

ですから「真気」の流れだけでは、治療する立場の人は、暖かいか、冷たいかくらいは感じますが、何も感じないものです。しかし、どこか病んでいる場合には、通常の「真気」とは質的にも量的にも異なる「気」が放射されるので、何か異常な感じがする「邪気」が分かるはずです。

後世になるにつれて、「気」を分類し、多くの名前が付けられましたが、ここでは「邪気」さえ感じられれば何の問題もありません。

鍼をする術者の中に「邪気」が分からないと悩んでいる人がおられますが、何も心配しなくてよいのです。手掌にあるセンサーが開いて、一度感じさえすれば、「ああ、これか!」と分かり、それ以後は永久に分かるはずです。

(二) 風

ここでお話することは医学の問題ですから、主として「病気をいかに治して健康に戻すか」がテーマになります。それゆえ、病気と健康という二元相対の世界のことになりますが、完全に二元相対かといえば、ここでは大いなる宇宙のはたらきである絶対的世界に回帰して、医を行じてゆこうという方向性があるので、少し話がややこしくなります。

この原因は私が「鍼禅の世界」を目指したことにあるのです。

「万病一風」というのは、「全ての病は『風』が起ることにより生じ、『風』が静まってなくなれば治る」という意味です。

まず健康というのは、人体生命に何の支障もなく、東洋的には真気が滞りなく全身を正常に巡り、西洋的には全ての臓器・血管・神経その他の諸器官が互いに調和しながら正常に機能して、本人が痛い、辛い、ダルい、かゆいなどの苦しい症状が何もないという状態であり、これを「無病」といい、これを原点とし、この状態からのズレを「病」と認識するのだと思います。

さてここでいう「風」というのが問題です。私たちが常識的に思っている風とは少々違うからです。まず自然科学的知識によれば、風は、地上の空気が暖められて上昇し、冷やされると下降し、互いに交流して濃度を一定にしようと動く時に生じます。空気の成分は、酸素が約二〇パーセント、窒素が約七八パーセント、他に二酸化炭素、水素などのさまざまな微粒子によって構成されている無色透明の気体なので、目には見ることができません。

出典や時代など忘れましたが、ある絵師が参禅していた老師に「風を描いて来い！」との公案を出され、目にも見えない風をいったいどのように描いたらよいのか？　と苦悩の日々を送り、いろいろ考え工夫して描いてみたものの、全て老師に「そんなものではダメだ！」と突っ撥ねられ、それでもめげずに必死に求道の日々を送り、ある時、坐禅中にハッと閃き、それを描いて老師に見てもらうと、「よし！」と認められたという逸話がありました。

彼が描いた絵とは、「湖畔に植えられた柳の木の枝が全て垂れ下ることなく、ほぼ水平にたなびき、水面が激しく波うっている」ことから、一見して春の嵐が吹き荒れている様子が窺い知れるすばらしい作品だったのです。

私が若くて病弱であった頃、坐禅の臘八(ろうはつ)接心中にカゼを引き、寺の別室で休ませてもらっていた時、一陣の風を受けて、目に見えないが、何か永遠なるものを感じとれた体験がありました。

それにより、湯液（とうえき）（漢方薬のこと）の「毒」（人体生命にとって好ましくない体内に存在する物）と、鍼灸の「邪気」（生命にとって好ましくない、目に見えないが感じられる気）が、「風」により一つになること。また、それまで『傷寒論（しょうかんろん）』（後漢時代に張仲景（ちょうちゅうけい）によって書かれた漢方の聖典）を読んでも、各条文がバラバラに感じられていたのに、その裏に大いなる宇宙の生命ともいうべきものの変化流動する姿を感じ取り、その世界の側から各条文が統一して観えるようになったのでした。

それがきっかけで、私の号を「観風」にしてしまったわけです。それはともかく、ここでの「風」は、自然科学で認識できるような風ではないことを覚えておいてください。

私たちの人体生命は、大いなる宇宙の霊妙不可思議なはたらきにより、生かされ生きています。それゆえに「人体小宇宙」とも言われるわけです。このはたらきは頭脳で認識したり、言葉で表現できないので絶対的です。

しかし医学の分野のことですから、健康状態を基準とし、そこから外れた異常な病的状態だけを、人間の都合で取り出し、「風」と名付けたわけですが、本来は大いなる宇宙のはたらきそのものなのですから、何とも話がややこしいのです。

大いなる宇宙のはたらきそのものは、目にも見えず、認識できませんが、実は幸いに相対的事象を通して、常に現前してくれています。つまり「風」そのものは見たり聞いたり、「これだ！」などと言えませんが、例えば湯液の「毒」や鍼灸の「邪気」という相対的事物の中に常にはたらいて現前しているではありませんか！　この「風」のはたらきは、視覚では見えませんが、心の目である「観の目」によって感じとることができます。

宮本武蔵は『五輪書』水の巻の中に、「眼の付け様は大きく広く付るなり。観見の二つあり。観の目つよく、見の目よわく、遠き所を近く見、近きを遠く見ること、兵法の専らなり云云」と言っています。ここで「観の目」とは、心で気配を感じとることをいい、「見の目」とは、実際に目を通して見て認識することです。

武蔵は剣による兵法の話なのですが、これこそ鍼による医法にも当てはまるから不思議です。とくに万病一風的治療においては、患者さんを最初に診断する時だけは、いささか「見の目」を必要としますが、一本の鍼を手にしてから後には、鍼と人体生命とのやりとりや微妙な響きが四方八方に広がり、それによって生命状態がどのように変化してゆくかなどをキャッチするには、ほとんど全てを「観の目」だけで、ことをなしているのです。

「観の目」は心の目ですから、ただ学問をしたり、知識として知っていても決して身に付くことはありません。私の場合は禅でしたが、雑念や煩悩・妄想を減らし、心を澄ませる何らかの行(ぎょう)を修し続けることで、より充分に「観の目」を開くことができるのだと思います。それゆえに「万病一風」の世界は、理屈だけ知っていても何の役にも立たないことを肝に銘じてほしいのです。

(三) 寒と熱

自然界の風は寒と熱との交流から生じましたが、「万病一風」の「風」も体内の「寒」と「熱」の存在によって誘起されます。「風」は病的状態ですから、まず健康で「無風」の状態を知る必要があります。

人間の正常な体温は何度かと問われても、答えるのが難しいものです。新陳代謝が盛んな世代は高く、老いるにつれて低くなるので、平均として三六度五分くらいを平熱としましょうか。人間の生命活動が正常に機能する範囲は極めて狭く、たぶん平熱からプラスマイナス一度くらいだったと思います。しかも三三度くらいになると冬眠状態になり、二八度くらいで凍死するというのですから驚きです。「寒」と「熱」とは、そんな平熱から逸脱した冷えた状態と温かい状態です。

まず「寒」はなぜ生まれるのかを考えてみましょう。極寒の地や厳冬の季節などに冷えに侵入されるのは誰にでも分かりやすいのですが、現代文明社会の中で生活していると、冷やす原因が多くあることに意外と気付かずに暮しています。

家庭やオフィスには冷暖房が完備し、冷凍冷蔵庫も備わり、一年中快適で便利になりましたが、反面その弊害も大きいのです。

とくに暑い夏には、冷えたビールやアイスクリームや清涼飲料水などが口当りもよく、ついつい毎日大量に飲んだり食べたりしてしまいます。また熱中症にならないようにと夜間もクーラーをかけたまま寝ていたり、さらに電車やバスなどの交通手段にも利用したり、オフィスや公共施設でもクーラーのサービスが行き届いて快適な空間を作ろうと努力しています。また料理にも冷えた生野菜や果物類が添えられ、何とか食欲をそそるようにと工夫するというように、生活全般に冷やす文化になっています。

丈夫な人は快適な日々を過ごすことができますが、それでも夏の終り頃から秋の初めになると、冷えが原因の患者さんが多くなります。

ある患者さんは、急に激しい頭痛に襲われ、病院に行って検査をしてもらったが何の異常も見つからず、頭痛薬を投与され、服用しても全く治らないといって来院。よく聞いてみると、オフィスのクーラーの吹き出し口が自分の坐っている机の真上にあり、冷たい風が降り注いでくるのだという。そこで上司に席を変えてもらったり、自分で何か防御するようにアドバイスし、日常生活でも冷えないように工夫してもらい、鍼を施したら治ったのでした。

またギックリ腰や坐骨神経痛なども多くなりますが、患者さんに聞いてみますと、多くの場合は暑がりの方で、冷たいお酒を飲み、汗が出ないようにクーラーを強くしていたというのです。

夏期には発汗するために毛穴が全開しています。これに反して冬期には寒いので、外気に傷められないように毛穴を閉じているので冷えに入られませんが、夏期には全身穴だらけの状態ですから、冷えが身体内部の深い所まで侵入してきます。そのため神経を興奮させて危険信号を発し、痛みとして表現してくれたわけです。

冬期にあちこち痛がる患者さんに「夏に冷やしませんでしたか」と問うと、「そんなに前のことが、今にどうして影響するのですか」と逆に質問されることが多いのです。冷えそのものの実体はどこを探しても見当らないのですが、冷えの影響を受けた痕跡は至るところに現前しています。

まず、私が昔、灸治療を続けた後に吐いたような苦い水が腹中にあれば、腹診して軽く叩けばポチャポチャ音がします――私のことは後でまたお話しますが、これは専門用語で「水毒」といいますが、冷えの質を持っており、寒がりで冷え性体質の原因でもあります。

冷えているところはエネルギーが少なく、運動エネルギーも少ないので、東洋的には気が巡りにくく、西洋的には血液、リンパ、神経などの循環や伝達が悪くなり、その結果、筋肉がつったり、固まりができたりすることで、その部位に冷えが入り込んでいることが分かるのです。

また腹部に盲腸や子宮筋腫などの他、何らかの原因で手術をした部位も冷えが入りやすいものです。なぜなら手術により切開すると、筋肉、毛細血管、神経、リンパなどが切断され、体表面や太くて大切な部品だけは縫合されますが、他は全て切断されたままなので、気の巡りが悪くなるためです。

近年、体温が高いはずの子供や若者たちでも低体温症の人が多いので驚きます。その理由としては、インフルエンザなどのウイルス性疾患や多くの細菌感染症に対して、抗生物質や解熱剤などが投与され、何度も繰り返しているうちに、これらの薬品が熱を下げる方向にはたらくために、しだいに低体温に移行するのだと考えられます。

また若い頃に川に入って鮎や岩魚などを釣っていた人が、中年以降になって急に下半身に異常が現れた患者さんも、冷えに入られたケースでした。さらに中学や高校の女子生徒さんたちが、厳冬期にミニスカート姿でアイスクリームを食べながら歩いているのを見ると心配になります。

この年頃には、熱気盛んで冷えにも打ち勝てているので何ら症状も出ませんが、二十代後半頃になると、熱気がしだいに弱くなり、中学や高校生の頃に入り込んだ冷えが原因となり、冷え性や生理不順の他、時には不妊症などをもたらすので注意すべきです。

次に、「熱」はなぜ生れるのかについても考えてみましょう。まず高熱を発するウイルス性疾患などが代表的な例ですが、インフルエンザのような場合、外気に混って口や鼻から体内に侵入してきたウイルス（東洋医学的には「外邪」といいます）に対し、身体生命は危険を察知し、これをやっつけて体外に排除するために、いっせいに臨戦態勢に入ります。

西洋医学的には、そのメカニズムが詳細に解明されていますが、ここではその要点だけ述べてみます。感染部位に集合した白血球が、病原体を攻撃するさまざまな炎症性サイトカインを産生し、それが脳の血管内皮細胞からプロスタグランジンという発熱物質を出させ、視床下部にある体温中枢を刺激することで、全身が発熱するのだそうです。なんとも難解な説明ですね。

患者さんの中には異常に熱（あつ）がる人がいます。元来、小児や若者は体温が高めですが、とくにスポーツを一生懸命やっていると熱がる人が多いものです。

また日々、肉類やこってりした食物ばかりを好んで食べている人は、カロリーが高いので運動や肉体労働などで消費しなければ、体内に熱がこもるので熱がるのです。初期の糖尿病の患者さんの場合、体内に熱がこもるだけでなく、体表面も温かく、熱を冷やすために激しい口渇が生じ、氷水をガブ飲みしても全く渇きが治らない状態になります。


戦後、日本人の食生活は激変しました。日本人は古来から日本の風土に合った食事をしていました。四季豊かな住環境で育つ野菜や近海でとれる魚介類を副食とし、お米のご飯を主食としてきたのでした。

しかし敗戦国となり、戦勝国の都合で、小麦のパンを主食とし、牛乳を飲み、牛や豚などの家畜の肉などが食卓の主流に取って代りました。その時点で欧米のカロリー主義の栄養学が入ってきて、これを学び、またたく間に全国的に普及したのです。

そのような事情からか、後になって糖尿病、動脈硬化、心臓病、高血圧などの成人病になる人が多出したのです。

私の若い頃にフィリピンのルソン島の山奥から鍼の研修を受けに来た人は、ヤムイモや米などを主食とし、肉などは年に一～二回催される村の祭りの時に、一頭の牛を捌いて解体し村中の人が平等に分けて食べるだけだと話していました。しかし彼は筋骨隆々として立派な体格で信じられなかったのですが、後になりその理由が分かりました。

西洋文明は、何でも計器を用いて数量化しないと信じられないので、カロリーを計り、栄養素を分析して数値化します。しかし現実には、そんな数値化したものが問題なのではなく、長年生き抜いてきた民族の中には、どんな食物であれ、食べ慣れたものが体内に入ると、各人の体内に特有な消化酵素が存在し、それによって生命に必要な物質に変えるから大丈夫なのだと合点がいったのです。

それゆえ、戦後になり欧米の栄養学に従って食事を摂っても、日本人にはそれらに対する消化酵素をいまだ獲得していなかったので充分に消化吸収ができず、血液中にヘドロ（食毒）が詰まり成人病になったと考えられるのです。

同時に欧米の栄養学には「寒・熱」の発想がほとんどないのですが、彼らの長年の生活体験から、自ずと熱性である肉類には寒性である野菜や果物を添えているのです。

しかし米が主食で寒性の野菜類が多い日本人は、寒性を熱性に変えるために熱を加えた煮物が多かったのですが、冷蔵庫が普及した現代では、さらにそれらを冷して食卓に出てくるので、皆さんが冷え症になりやすいのだと思います。

近年、夏期になると熱中症患者が多くなってきました。毎日のようにテレビやラジオなどで水分を補給するように注意を喚起していますが、それでも死亡する人が多勢おられます。これは私の観察なので正しいかどうか分かりませんが、参考のために聞いてください。

熱中症になる以前、すなわち梅雨時に夏のように暑い日があります。そのような時、いまだ身体が暑さに慣れておらず、クーラーや扇風機に当たり過ぎたり、寝冷えをしたりして、ウイルスや細菌などが原因でない、いわゆる温度差によるカゼを引く人がいます。

そういう人がすぐに治らないでグズグズと長引き、汗もかかずにいると、熱が体内にこもります。そんな状態で本格的な夏が訪れ、外気温がかなり上昇すると、内と外と熱で体液の温度も急激に高まり熱中症になるのだと思います。脳の髄液まで高温になれば、脳そのものも茹で卵のようになり、そうなるとどのような手当をしても治りません。

とくに女性の患者さんを観察していますと、化粧が落ちるからか、汗が臭うからか、夏に汗をかくことを極端に嫌う方がおられます。

夏期は汗が出やすいように毛穴が全開になっていますから、いわば全身穴だらけの状態です。発汗にはとくに二つの大切なはたらきがあると思っています。一つは発汗することにより体表面近くの温度を下げること。もう一つは体液の入れ換えをすることです。

後者のはたらきに気付かない人が多いのです。人間の体の約六十パーセントは体液です。それらが循環しないでいつまでも体内に滞っていては汚水になるでしょう。それゆえに夏期に大いに汗をかき、清らかな水分を飲んで補給してゆくことは、汚水を清めて健康を保つのに大切な役割を果しているのです。

次に「寒」と「熱」の交流のことを話しましょう。人体生命は常に平熱を保つようにはたらき維持しようとします。ですから体内に「寒」が生ずれば「熱」も生じ、「熱」が生ずれば「寒」が生ずるという具合に、とにかく「寒」と「熱」を足して二で割れば、平熱になるわけです。もし「寒」か「熱」の一方が生じた場合、人は他の一方を欲して体外からそれを取り入れることを望みます。

私は大学生の時、硬式テニス部に所属していました。勉強の方は単位を取得できる程度にやっていたのですが、練習だけは熱心に励んでいました。当時の運動部では現在と全く異なり、「練習中には一滴の水でも飲んではいけない!」という規則でした。真夏の日中に激しい運動をして汗をたくさんかいても全く水を飲めないので、身体が熱くて熱くて仕方がなく、練習が終った後に水をガブガブ飲み、さらに冷たいビールをジョッキで何杯も飲んでいたのです。

今になって考えると慢性熱中症のような状態だったと思います。これも「熱」が充満した身体生命が自ら危険を察知し、「寒」である冷たいビールを欲して体内に供給していたのだと思います。

そういう状態で寝冷えなどをしてカゼを引いてこじらせ、邪に内攻されて心臓付近に「熱」を持ったために、腹中の「寒」であるビールが「熱」を追って心臓付近に集まり、浸透して心肥大となったり不整脈の発作をひき起こしたものと推測されます。

季節の変り目には花粉症の患者さんが多くなります。通常では花粉によるアレルギー症状とされていますが、それは一面の真理であり、「万病一風」的には別の見方をしています。

春先の場合、寒くて汗もかかず、体内に貯留していた「寒」である水毒が、花粉が刺激となって鼻の奥に「熱」である炎症が生じると、その「熱」を冷やすために「寒」である水毒が上昇して鼻に達し、クシャミ、鼻水となって外に出てくるわけです。

秋口の場合、夏の間、暑いので毛穴が開き汗として体内に出ていたものが、冷たい秋風により毛穴が閉じて汗が出なくなったので、これも同じメカニズムで花粉症としての症状が出るのです。その証拠に、春先の花粉症は夏に汗が出るとピタリと治るでしょう。

ご婦人の中には更年期になりホットフラッシュなどで苦しんでおられる患者さんが多いものです。彼女たちは上半身がとくにカッカとして熱いのに、下半身は氷のごとく冷たくなります。

これまで一番症状の激しかった人は、お風呂に入る時に下半身だけ湯槽につかり、上半身にはシャワーで冷水を浴びていると言ってました。まさに「寒」と「熱」が分離した状態です。このように「気」が上昇して頭に達し、足の方の「気」が少なくなる例は、更年期以外でも数多く見られます。これは「頭寒足熱」の逆ですから患者さんにとっては本当に辛い症状です。

とにかく「寒」と「熱」との交流の様子は、あらゆる症状に見られます。先ほどは花粉症の例を挙げましたが、通常のカゼの場合も同じメカニズムで起ります。

先ず口や鼻から菌が侵入すると、ノドや鼻の中に「熱」である炎症が生じ、治らずにいると首周辺のリンパ腺が腫れだし、さらに内攻して気管にまで達すると気管支炎になります。この「熱」を冷やそうと腹中に存在する「寒」である水毒が上部に移動して気管の炎症部分に行き、そこが水びたしになれば呼吸ができなくなるので、セキをしてそれらの水を痰として排出するわけです。

このように「寒」と「熱」の交流の例は山ほどありますが、基本的なメカニズムは同じなのでこのあたりで打ち切りましょう。

(四) 毒と邪気

目に見えず、直接認識もできない「風」のはたらきは、私たちには「毒」と「邪気」を通して具体的に認識できます。

「毒」というのは、私が自分の心臓病の治療のために、お灸を数年間続けた後に吐き続けた液体、すなわちあたかも希硫酸のごとく食道や口の中をジリジリと焼き尽すような苦くて茶色っぽい液体のように、誰が見ても、誰が体験しても、こんなものが身体の中に入っていては病気になるだろうなと感じられるものです。

江戸中期の漢方医であり、日本古方漢方の祖、吉益東洞(よしますとうどう)は、「全ての病は身体内の毒によって起こる。それゆえに薬によりこの毒を去れば病は治る」という「万病一毒説」を唱えました。さらに「毒が去る時には、発汗したり、吐いたり、下痢したりなどする『瞑眩現象(めんげんげんしょう)』が起こる」と言っています。ここでは私の若い頃に書いた初めての論考「鍼灸における瞑眩について」から、いくつか瞑眩現象を紹介しましょう。

(a)喘息で苦しそうな状態で来院。治療して帰宅後にご主人より電話があり、「治療して数時間後に体がダルくなり、その上に何度も便意をもよおし、そのつど真っ黒い便が出て、同時に玉のような汗が出るが、どうしたのだろうか」という不安に満ちた問い合せを受けたのです。

後日、再来院の折にその経過を聞いてみると、二十年間苦しんでいた発作が、治療後一晩寝たらすっかり止まってしまったという。ちなみに、その後はカゼを引いても喘息発作が起らずに現在に至っています。

発作が起らなくなっても通院を続けていると、数ヶ月後、新たに今度は顔に湿疹が出たのですが、これは約一ヶ月で完治しました。

この患者さんは寿司屋の奥さんであり、結婚後に魚介類を多く食べるようになってから、喘息が起り始めたという。古典には「喘息は魚毒による」と記されていますが、真っ黒い便はまさしく魚介類の中に含まれていた血液が腸管内にこびりついて血毒となり、その邪毒のために発作が起きていたと考えられます。顔の湿疹は、胸中に深く隠れていたこれらの毒が動きだして顔面部に現われて起こったと考えられます。

（b）小便の頻度数が激しく、数分ごとにトイレに駆け込むため外出不能なのだという。病院の検査では細菌が検出されないので神経からくる膀胱炎と診断されたという。数回の治療後、ある早朝に目を覚ますと、蒲団一面が真っ黒いタール状の血の塊で一杯になっており、驚いて電話で問い合わせてきました。

具合を聞いてみると貧血する様子もなく、今までになく爽快な気分であるという。下血した同じ日の昼頃から今度は急に便意をもよおし、卵の腐ったような臭いの水様便を数十回下したが、この日を境にして慢性の頑固な膀胱炎が完治してしまったのです。

この患者さんの場合、下した古血の塊（血毒）はたぶん子宮筋腫のごときものであったと思われます。この古血の塊（血毒）のために膀胱が圧迫され、また卵の腐ったような水様便は下腹部に停滞貯留していた水毒ですが、それから発生するガスによって膀胱が圧迫されたり、支配神経を刺激してこのような症状が出ていたと思われます。

（c）幼児の頃から「とびひ」に悩んでいたといい、顔面にひどい浮腫がある。来院時は小学一年生。原因不明の発熱が十日間も続いたという。治療後に、鼻から長いヒモ状の血の塊が出てきたので、それを引っぱってみると約二十センチくらいの長さだったという。この日を境にして「とびひ」がすっかり治ったばかりか、顔面の浮腫がすっかりとれて別人のようになりました。

この子供の場合は、胸中の毒血（胎毒？）が体表面で「とびひ」となり、それが鼻血として体外に排出されたのです。幼児から子供へ、子供から大人へと体が変化する時期には、しばしば原因不明の高熱が出ますが、これは「いのち」が自然に起こしてくれる瞑眩のごときものです。なぜならば体の変化とともに、生れつきあった体内の毒（胎毒）が動くからで、うまく治療すると虚弱な子供でも、そのたびごとに毒が排出され丈夫になるものです。

つぎに「邪気」についてお話します。「毒」は、瞑眩現象において体外に排出される物体が色や臭いや形など一見して生命にとって不都合だろうと認識できるので、容易に実感できるのですが、「邪気」は目に見ることができない。感じることでその存在を認識できるわけなので、いくら知識の上でその存在を知っていても、実際に肌で感じられなければ知覚できないので、なかなか厄介な問題があるのです。

江戸時代後期に、木曽義仲の子孫でありながら、幼い時に病のため盲目となり、鍼を学び、後に将軍の侍医となった葦原検校（あしわらけんぎょう）は『鍼道発秘（しんどうはっぴ）』を著しました。その本の余論に「およそ鍼は万病一邪とこころうべし。何れの病にても我が手の内の術さえいたらば一兪（ツボ）を刺して癒ゆべし」と述べられていました。

これは「万病一邪論」ですが、これを自分のものとして具現するためには「邪気」がどのあたりに、どのような質で、どのような状態にあるかを明確に感じられなければならないから大変なのです。

私自身の体験を参考のために話してみましょう。私が開業したばかりの頃は、病弱の上に観察しながら治療をすると長く時間もかかり、二〜三人も患者さんを治療すると寝込んでしまうほどでした。

その頃の私は「虚寒の証」といい、元気がなくて寒がりであり、とくに冬期には手足が冷たくて、腹診や一鍼を下す時など患者さんの皮膚に触れると申し訳ないと思って、できる限り肌に触れないように工夫したのです。

そんな中で二十代の頃に丹田呼吸法の若手研修会の時、「手当て」や「気の遊び」などをして自分の手が気に敏感になっていたことを思い出したのです。

そこで、坐をきちんと組み、上虚下実の状態を維持して長く息をはきながら患者さんの体表から少し離して手をかざし、水平に移動しながら診断してみると、ある位置にくるとビリビリと何かひどく痛い感じがして、思わず手を引っ込めるほどでした。

気のせいかともう一度同じように手かざしをしてみると、全く同じ部位で同じ感じがしたので、患者さんにその部位を触れながら「ここが具合の悪いところですか?」と尋ねてみると、まさしくそこが病源だったのです。

その後、患者さんが来院するたびに、同じように手かざしをして観察してみると、患者さんによって、部位によって、熱くあるいは寒く、磁石に引きつけられるような、あるいは逆に反発されるような感じがしたり、体表近くでは寒く感じるのに、体表から遠く離れてゆくとかえって熱く感じたり、ビリビリと感じたかと思えば何も感じなかったりと実にさまざまだったのです。

初めの段階ではいったいどれが重要な感じなのか?　どれが病気と関係ないのか?　その判

断がつかず迷い、さらにどこが悪い部位か？　を知ろうと思ったり、手に感ずるものはどのようなものか？　などという念や意識が強くはたらけばはたらくほど、かえって迷いが深くなりました。

しかし臨床を通してこのような工夫と努力を積み重ねてゆくうちに、しだいに無心にただ手の平をサーッと横に滑らせてゆくだけで、病気や治療と密接に関係する部位で感じられ、全く手にとるように分かるようになりました。

肉眼で見れば手の平と体表面の間には何も存在しませんが、この手の平にビリビリ感じたものは何だったのか？　実はこれこそ「邪気」だったのです。手の平に感じる様子を模式図に描いてみると、図1のごとく体表面からある一定の距離に達していますが、それが人によって距離が違うのです。

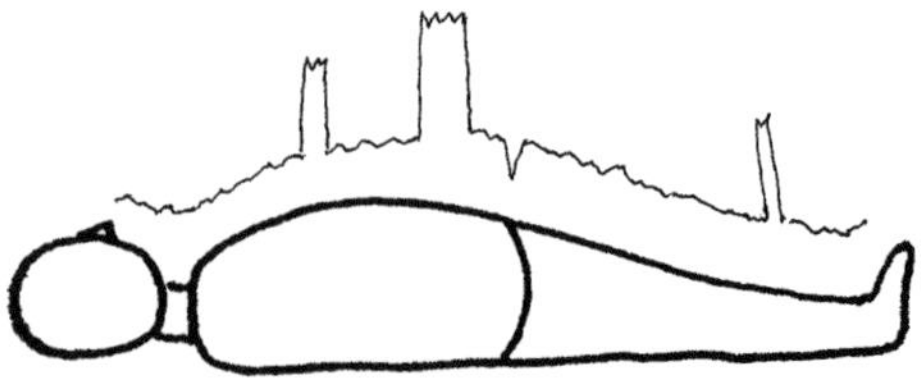

図1

「邪気」は人により数メートルも離れて感じられる人もいるし、数センチくらいの人もいるので、患者さんの生命力や「邪気」の持つエネルギーのパワーというか、量的な要素が関係します。また、感じる内容もビリビリしたり、熱く、あるいは寒く、磁石で引きつけられたり、あるいは反発されたりと実にさまざまなので、同時に質的な内容も含まれているのです。

おもしろいことに私が「邪気」を感じて「ここだ！」と思った瞬間に、同時に患者さんも何か不思議な感じがするらしく、二人の協同作業で稽古をすれば、より早く「邪気」を実感できるはずです。

「毒」は人体生命にとって不都合な実体として感じられましたが、「邪気」はどうでしょうか。先ほども述べたのですが、開業したばかりの頃、患者さんを二〜三人治療すると寝込んでしまったのですが、これにはまだ未熟で治療に長い時間がかかって疲れたこともあったでしょうが、実は患者さんの「邪気」を浴びて私の体調が崩れてしまったことも原因の一つだったのです。

体が虚弱な人は、大抵の場合、気に敏感になります。人体生命を守り、維持するための体内エネルギーが充実していないためなのか、あるいは外界の変化から身を守るために敏感に反応するからなのかはよく分かりませんが、とにかく過敏です。

例えば患者さんの中には、南方海上に台風が発生しただけで喘息発作が起こる人もいますし、低気圧が近づく前に必ずどこかが痛くなったり、体調が崩れて天気予報ができる人もいます。

また映画館や電車の中などで隣に坐った人と接近しているだけで、どこかが痛くなってしまう人もいます。たぶん私の場合も、患者さんの「邪気」を受けて具合が悪くなっていたのだろうと思われます。

とくに癌や難病などの患者さんの場合、体内からの「邪気」が強く感じられる日と、あまり感じられない日があります。それは体内の「毒」が活性化して毒性が増大している場合に、体外により強い「邪気」を放射することによるのです。

家族にこのような重篤な病を抱えた人がおられる場合、身内の人が少しでも楽になってもらおうと患部に手当てをしてあげると、今度は強い「邪気」を受けてその人が重病になられた例が多いのです。注意が必要です。

また私が外部の研究会に招かれて講演や研修指導をした後、参加者から「患者さんに鍼治療をすると邪気を受けて具合が悪くなり、治療をするのが恐くなるのですが、どうしたらよいでしょうか」と質問を受けることが多いのです。

私も若い頃に同じことで苦しんだ経験があるのですが、私の場合には「たとえ邪気を受けてどれほど具合が悪くなっても、患者さんが楽になってゆくならよいではないか。たとえそれで死ぬことになっても本望だ」と覚悟を決めたというか、肚を据えたら「邪気」を受けてもビクビクしなくなり、影響を受けてもすぐ消えてしまうようになったから不思議でした。

それから初学者で「気」が感じられないという人が、「先生のように『気』が分かりたいので坐禅をするために接心に参加しました」というので困ることが多いのです。

私が初めて坐禅を本格的に始めた頃、雪底老師に「坐禅をして何の足しになるのですか」とお聞きしたら「何の足しにもなりゃせん！」と答えられたのを思い出します。坐禅は「気」を分かるためにやるのではありませぬ。

私の場合は、坐禅を熱心に行ずることで、むしろ「気」に敏感でなくなったのです。臨済禅ではとくに「気合を入れて坐われ」と言われ続けてきました。丹田に気を込め、腰を立てて上虚下実の状態で生活していると、外界からの気に影響を受けにくく、動揺することもなくなってくるものです。その結果、あれだけ過敏に反応していた私も、それが必要なものについては分かりますが、今ではほとんど分からなくなってしまったのです。

いやしの道の体系を創成する頃は、盛んに「手かざし」を用いて観察し、試行錯誤していましたが、門人たちには現在、「手かざし」を禁じています。私が「手かざし」をすると必ず門人たちが真似をし、何かあやしい感じの会になってしまうこともありますが、弊害の方が大きいからです。

気に敏感な人は「ここに邪があるぞ」とか「邪がきた」とか、どこか得意気になり、極意が分かったと勘違いをし、鈍感な人は、それを見たり聞いたりして自分に才能がないと思い込み、会をやめてしまうケースが多かったのです。

「気」は手の平にあるセンサーが開きさえすれば誰でも感じるので、誇ることもなければ落ち込むこともないのです。そのため現在でき上っている「いやしの道」の体系は、「気」の敏鈍にかかわらず誰にでも修得できるようになっています。

さてこのへんで「毒」と「邪気」の関係性を話さねばなりません。なぜならこれらは同一の「風」の担い手であり、表現者でもありますから、それぞれ独立したものではなく相互に連関しているのです。患者さんの臨床の場で充分観察した結果、いくつかのことが分かりました。

一つは「邪気」が放射されている部分の体内には、「毒」が存在すること。
二つは「邪気」が放射される量と質は、「毒」性の強さに比例すること。
三つは「毒」が存在する部位から遠く離れた部位でも、「邪気」が感じられること。
四つは、同じ「毒」でも盛んに暴れている場合と、おとなしく静かにしている場合とがあること。

これを図示してみると次頁のごとく表現できます。

この中にある「鎮静化した毒」と「毒性化増大した毒」とは、どういうもので、お互いどのような関連性があるのかや、体幹部から遠く離れた部位で邪気の放出があることなどについては、後の章で詳しくお話することにします。

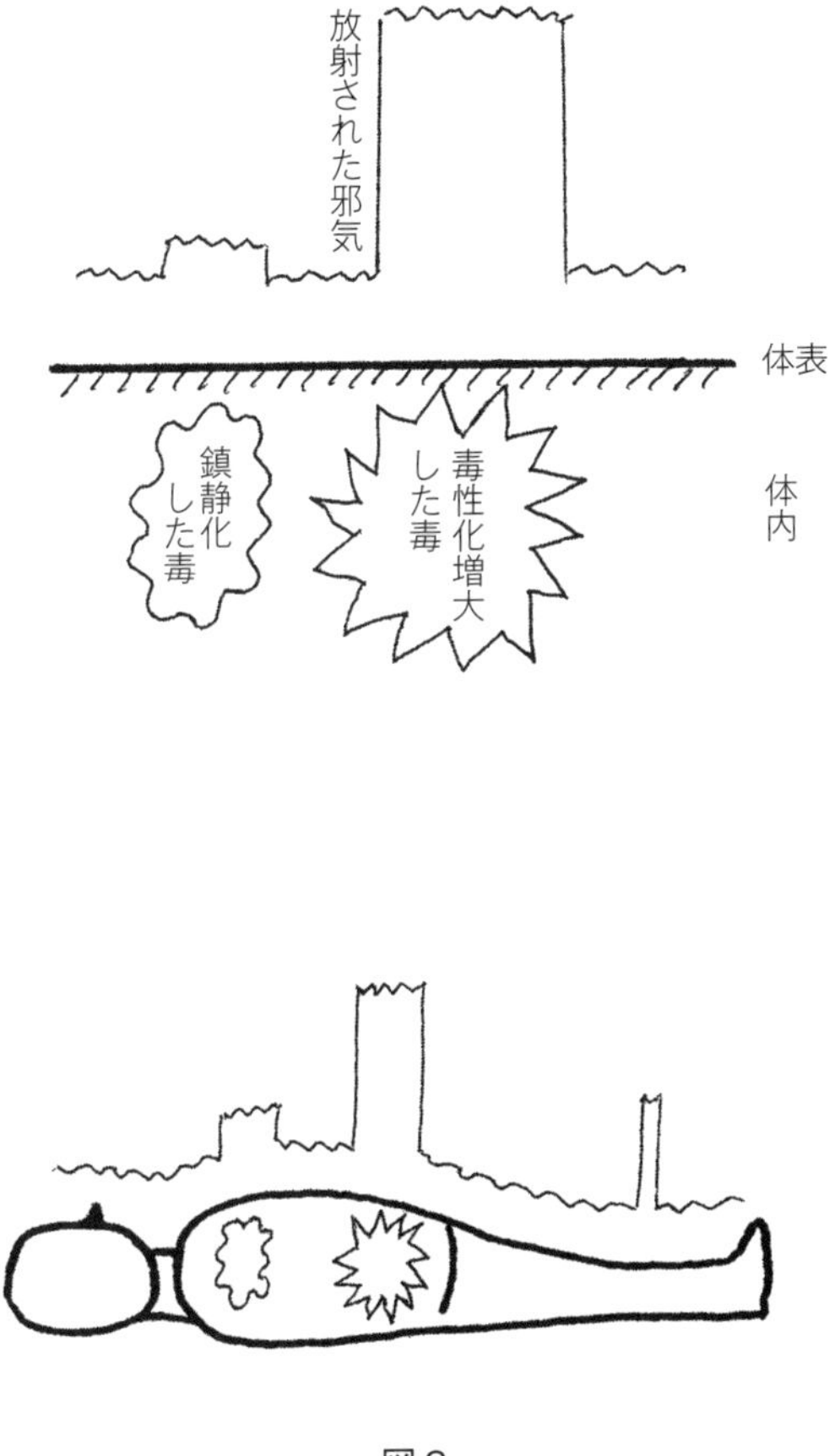

図2

(五) 虚と実

鍼の運用上重要な概念に「虚」と「実」があります。「虚」とは、人体生命を正常に機能させるために体内を巡っている「真気」が何らかの理由で不足し、充分に巡らない状態をいいます。

「虚」には二種類あり、体内のある部分の局所だけが虚している場合と、老人や疲労困憊の人のように全身の生命エネルギーが減弱な場合があります。

局所的な「虚」の状態には、皮膚がフニャフニャしていたり、軽く押すとペニャペニャ、ズブズブと抵抗もなく沈んだり、時には内部の筋肉が棒のごとく突っ張っていたり、ガスで膨らんでいたりします。また「鎮静化した毒」は例外もありますが多くの場合、「虚」状を呈しています。

「実」とは、体内のある部位に邪などが侵入して停滞すると、それを排除しようと生命全体がはたらき出し、あちこちから気血が集まり、旺盛に活発になった状態をいいます。

多くの場合、熱感があって膨満してへこまず、抵抗感があります。「毒性化増大した毒」は多くの場合、「実」状を呈します。

鍼の運用法は「虚」と「実」とでは原則として全く逆の刺法になります。一本の鍼だけを用いて、生命エネルギーを補ったり瀉したり、冷えを温めたり、熱を冷やしたりできるので不思議でもあり、面白くもあるのです。

（六）湯液（漢方薬）と鍼

「湯液」とは、いわゆる漢方薬のことです。「湯液」も「鍼」も三千年以上もの歴史があるといわれており、各時代に多くの理論体系や流派が誕生しており、どれか一つに定まったものなど何もないといってもよいほどです。

そんな中で古来からお手本とされてきたのが、「湯液」では後漢の張仲景の原著に由来する『傷寒論』『金匱要略』であり、「鍼灸」では中国最古の医学者であり伝説上の皇帝である黄帝を尊び黄帝内経の名を冠している『素問』『霊枢』『難経』です。

これらは論理体系が異なるので、同一次元で考えたり扱ったりできないのが悩みの種でした。しかし江戸時代に入り「湯液」では、日本古方漢方の祖、吉益東洞が臨床による親試実験の観察から「万病一毒」説を唱え、少し遅れて「鍼」では葦原検校が「万病一邪」説を唱え、それによって煩雑な論理体系の違いを越えるチャンスができたのです。

私も長年「鍼」による親試実験によって、東洞の湯液による瞑眩現象と全く同じ現象を鍼によって体験し、「湯液」と「鍼」という道具の違いはあっても、人体生命の側に立てば全く同じなのだと肚に落ちたのです。これはまさに「鍼薬一如」の体験でした。

そんなわけで「万病一風」の世界観は、同一眼にて脈や舌や腹を診察し、どこにどのような「邪気」や「毒」があり、寒熱や虚実の状態がどのようになっているかが分かりさえすれば、「湯液」では方証相対する薬方を、「鍼」では一鍼を下すべき方法を、それぞれ見い出し治療できるのです。

（七）灸

これまで鍼のことばかり話してきましたが、万病一風に基づく治療では、「灸」も重要な役割を演じます。後に詳しくお話しますが、私自身は心臓を病み、西洋医学で埒が明かず、縁あって東洋医学に出合い、長年お灸をすえてもらっているうちに、身体に変化が生じ、大量の水毒を何度も吐いて治っていった体験があります。

「灸」という字は、久しい火ですから、とくに長年患っている病や体質改善に対して、辛抱強く灸をすえていると、驚くほどの効果があるのを実感できるはずです。

「灸」という道具は、キク科の多年草である蓬の成長した葉を乾燥・精製して作られます。精製の過程で、原料を無駄にしないように質の劣るものから最上級に至るまで、多種多様な艾が生産されます。質が劣る艾は、臭いが強く、煙も多く、燃焼温度が高いのですが、上級の艾は、香りもよく、煙も少なく、温度も低いのが特徴です。質の劣るものは温灸用に、上質のものは点灸用に用います。

灸による治療は、艾を燃やして熱を発生させ、それを身体に作用させて治してゆくものですから、万病一風的には、「寒」とか「虚」を目標として用いるのが一般的です。しかしベテランの先生は、「熱」や「実」に対しても用いて、上手に治しているから驚きです。

患者さんの中には、子供の頃にイタズラをして熱い灸をすえられたとか、老人たちの背中に大きな灸による火傷の跡を見たとかで、灸に対して怖いというイメージを抱いて、絶対やりたくないという人も多いものです。しかし、現代では、そのような灸は多くの人々に敬遠され、火傷をさせず、心地よい方法で治療するのが常識になっています。

例えば、私は最上級の艾を、米粒の半分ほどの量を円錐形にひねり、それを「生きたツボ」

の上に立て、線香を用いて艾のテッペンに火をつけ、約三分の二くらい燃えた頃、患者さんがピリッと熱さを感じたと思った瞬間、すかさず母指と示指の先端で艾に蓋をして消すので、火傷になりません。艾のひねり方の強さや、啐啄（そったく）同時に消すタイミングが難しいのですが、慣れると誰でもできるものです。

「生きたツボ」にキチッと灸をすれば、熱さをピリッと感じたと同時に、何かゾクゾクした感じの響きが体表面を伝わってゆくのが感じられます。それが何とも心地よいのです。まあ、ちょうどよく感じてもらうのには、長年のワザの錬磨が必要なことは言うまでもありませんが。

灸の利点は、私たち専門家のところに毎回通わなくとも、来院した時に先生に灸点をキチンと付けてもらえば、あとは自宅でも毎日できることです。ただ現代では、一人暮しの人も多くなかなか家ではできない場合も多いようです。

更年期を過ぎた頃の女性には灸によって効果がある症状が多くなります。そんな時、灸点を付け、「家でご主人に灸をしてもらってください」とお願いすると、「主人はそんなことをしてくれる人でありません」と言われ、唖然とすることがあります。

灸は、人と人との触れ合いの仲立ちをするのに効果的な役割を果す、うってつけな手段と思います。現代では核家族化し、老人二人だけで生き抜かねばならないケースが多いものです。

灸をすることでお互いが元気で仲良く生きてゆければ、こんなありがたいことはないと思います。

（八）東洋医学と西洋医学

現代日本社会では医療といえば西洋医学のことで、東洋医学はどこか慰安的なものとして受け止められているように感じられます。歴史を研究してみると、こうなったのにはそれなりの理由があることを知りました。

江戸時代までは、日本には東洋医学しか存在していませんでしたが、江戸後期にオランダと交易するようになり、その影響で長崎の出島を介して西洋医学も輸入されました。

江戸幕府滅亡後、明治政府が西欧化を推進する政策の一つとして医療改革を実行し、国策として東西両医学を闘わせて勝利した方を取り入れることにしたのです。

明治初期に、東洋医学が弱点とする伝染病患者に対して治療を競った結果、西洋医学が勝利し、その後、大学で西洋医学を学んで免許を取得した者だけを医師と認める制度になったので、それまで東洋医学を専門にしていた医者が消滅したわけです。

ただし鍼灸に関しては、江戸時代に盲人たちが按摩、指圧、鍼などで生計を立てていたこともあり、彼らの職業を奪わないための救済措置として、按摩、指圧、マッサージ、鍼灸などの国家資格試験制度や法律が制定されたのです。

しかしその法律たるや、明治から現在に至るまで内容が変わることなく続いているから驚きです。それにはあまりにも禁止事項や制限が多くて、古来から受け継がれてきた伝統的な鍼灸の実力を発揮できるチャンスも少なく、日々残念に思っているのです。

現在、世界各国で東洋医学の素晴らしさが認知されて国家資格制度を作る国も多くなってきました。それらの国々では、基礎課程で東西両医学を学び、専門課程に入る時にどちらか一方を選択するという方式を採用しているところも多いようです。

お互いに東西の医学が棲み分けして特性を生かし、より効果的に活躍できるシステムが理想的だと思うのですが、残念ながら日本では、歴史的事情で特殊な体制になってしまったようです。

さて話を元に戻しましょう。西洋医学は目に見える臓器、血管、神経、リンパ、骨、筋肉などに目を付けるので、万病一風的治療を実践する時、気の流れる経絡や「邪気」や「毒」などのように折合いをつけ、調和していったらよいのかを考えねばなりません。

その答えというか、立場は極めて簡単です。西洋医学的な臓器、血管、リンパ、骨、筋肉などは、全てそれ自身を単なる「部品」として認識し、これら「部品」はそれ自身では何らのはたらきもないとするのです。すなわち東洋医学的な「気」を受けてはじめて、これら「部品」が作動すると考えればよいのです。

生命活動を正常に維持する「真気」を、これら「部品」が受けることにより正常に機能し、「毒」や「邪気」の影響を受ければ、これらの「部品」は機能が失調したり、あるいは器質的異常を誘起されるとするのです。

古人は生きていることを、経絡内を「真気」が滞りなく絶えず循環しているとして表現しました。例えば手足の経絡は一本の管のようにイメージしやすいので、下の模式図のように表現できます。

この経絡の模式図は、土管のごとく直線で描いてありますが、本当は目に見えない生命エネルギーですから、生命を維持するために西洋医学的部品が互いに連関し合いながら、はたらき続けている姿を全て包み込んでいるとしてイメージすればよいと思います。

血管内には血液が、リンパ管内にはリンパ液が、神経内

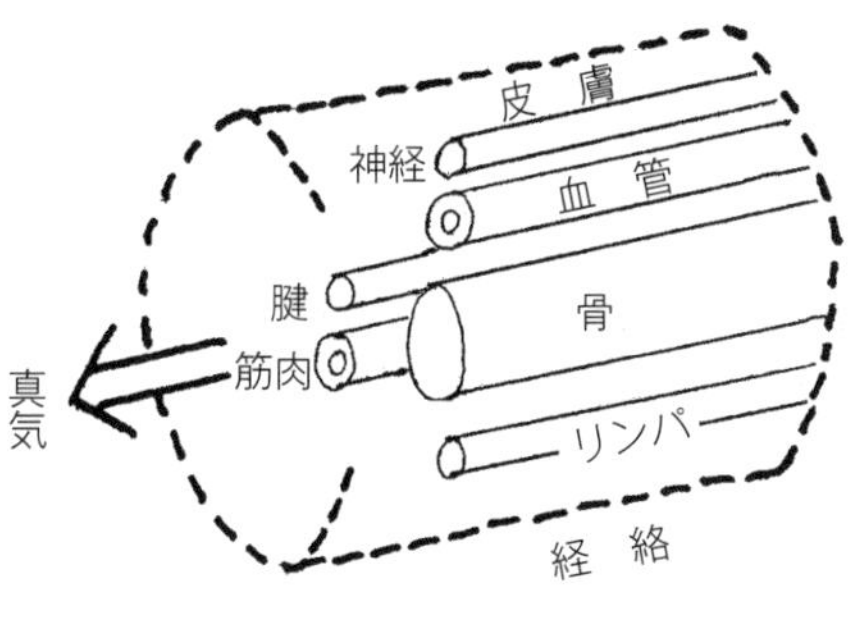

図3

には興奮の伝導があり、皮膚や骨は絶えず代謝しており、しかもお互いの部品は一致協力して生命を維持する方向に、自律的に相互に不可分に連関し調和統一しあっている姿こそが、まさに生きていることです。

「真気」が流れている状態は、経絡内の各部品が正常に機能していることですが、ひとたび「毒」が暴れだし、「邪気」が放射される状態になると、血管内はウイルスや細菌などのほか、白血球などの免疫物質などの成分が異常に増大して流れたり、神経内の興奮も異常な波形のまま伝導されたり、その他の部品も正常に戻そうとテンヤワンヤのはたらきをして、異常な生命エネルギーの流れが起こるのだとイメージできましょう。

また「毒」と臓器部品などの関連について考えてみましょう。

簡便のために部品として胃を選んでみます。図4のように、胃が「鎮静化した毒」に浸される状態をイメージしてください。毒性が弱いので胃の機能は低下します。例えば胃酸の出方が異常になったり、消化活動が低下したりなどの機能的影響を受けますが、炎症や潰瘍ができたりなどの器質的な変化は起らない段階です。

しかしひとたび「毒性化増大した毒」に変化すると事情が一変します。「毒」に接する部分は、組織がしだいに侵され始め、ついに炎症や潰瘍が生じ、さらにひどくなると、穴があいて出血したり、あるいは癌などができてしまうから怖いものです。

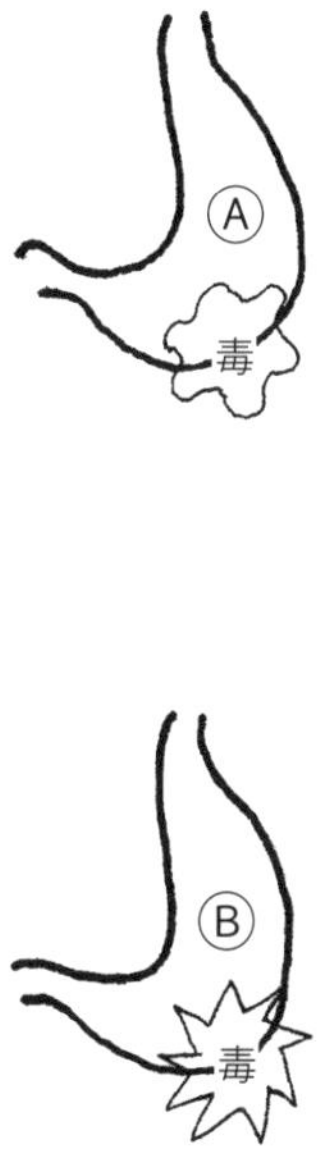

図4

第二部で詳しくお話ししますが、「万病一風」の世界では、「生きたツボ」への鍼の響きの観察から、手足を除いた体幹部を全て透明なブラックボックスとしますので、西洋医学的部品・組織と、「毒」や「邪気」を自由に重ねて、同一眼に見ることができるので、東洋医学と西洋医学をうまく調和統一できるのです。

第二章　病のイメージ

（一）私の目眩発作の体験

私は二十代前半に心臓病を患い、灸を数年すえ続け、苦い水を大量に吐き続けた結果、不思議にも改善されてきたのです。しかし心臓発作が起りにくくなったものの、それにかわって全く新しい発作が起こるようになりました。

それは、いつどこで起こるのかも予想がつかないのです。ある時突然に視野に欠落部が生じ、よく見ようとしてもその部分だけ判別できないので「あれっ、何か変だぞ！」と感じることから始まります。

その数分後に、今度はイナズマ状のまぶしく輝くギラギラしたものが視野に現われてきます。

これは目を閉じても開いても感じられます。目を開いてよく見ようと努力しても、ギラギラした部分を中心として視野が欠除しており、起きているのが苦痛な状態になるので室内を暗くして安静にしているのが一番楽なのです。ものを判別できなくなるので、とても一人での外出や車の運転などが困難になります。

さらに数時間安静にして寝ていると、このギラギラは消失するのですが、状態の悪い時にはこの症状が一日中続く場合もありました。そしてこのギラギラが消失すると同時に、今度は片側の耳の裏から後頭部付近より側頭部を通って目や鼻の奥まで突き抜けるように激痛が走りだし、あまりの痛さに頭が割れそうになるのです。（それでも割れないから不思議です！）

この偏頭痛に伴い嘔吐が始まります。この嘔吐の内容物は、初め食べた物を、次に酸っぱくて苦い水を、最後に黄色っぽい液体を吐き出して終るのですが、頭痛だけは吐き終ってもしばらく残りました。

この発作を長年にわたり何度も観察しているうちに、何か典型的な経過パターンがあることに気付いたのでそれを記してみます。

（1）発作の起こる二〜三日前

必ず食欲旺盛になり、かえって普段よりも体調がよいと感じられるので仕事などもつい無理をしがちになり、ひどく咽の乾きを感じてやたら冷たい飲料を欲し、痛飲すると同時に滝のごとく汗が出てくる。飲む量の多さに比較して小便の回数は極端に少ない。

（2）発作の前日　←

少し下痢気味になり、なんとなく眠く、身体に気が巡らない感じがして冷えて寒く、必ず昼寝などをしたくなる。

（3）次の日（発作が始まった日）　←

ギラギラとした目眩発作が起こる。

（4）発作の後の日　←

目眩に加えてゾクゾクとして悪寒が始まりだす。手足の先から冷えてくるので蒲団を厚くし、湯タンポを入れたりして安静にしていると約一時間くらい経過してから、後頭部、首すじ、肩背部が異常に熱くなり発汗してくる。発汗と同時に腹内が急にブクブクと動きだし、その後しばらくして偏頭痛と嘔吐が始まる。嘔吐の後には臍傍上が硬くなり、動悸が強く感じられる。

以上が若い頃の目眩発作の観察結果です。

それにしても苦しい症状で寝込んでいながら冷静に観察していたとは！　身体もエラかった

が本人も偉かった！　呵呵。

（二）私の心臓発作に対する考察

目眩発作を考察する前に、まず私が鍼禅の世界に導かれる原点であった若き日の心臓発作について考察してみたいと思います。

すでに大学のテニス部時代のことをお話しましたが、真夏の炎天下の中で、水も飲まずに激しい練習や試合に明け暮れし、慢性熱中症のような状態だったと思います。身体中がいつも熱くて、夜には冷たいビールをたくさん飲み、蒲団もかけずに裸で寝ていたようです。当時は貧乏学生であり、下宿しても食事付きでなかったので、いつも学生食堂か、街の安い大衆食堂で食べていたので、栄養バランスも悪く不充分な内容だったのだと思います。

大学生活の後半になってきた頃、そんな生活のツケが回ってきたのでしょう。たぶんビールを飲んで大汗をかいたまま寝てしまうと、カゼを引きやすいのです。当時はまだ若くて元気だったので、少々カゼを引いても気付かないものです。

何度もそんなカゼを引き、ノドや首周辺のリンパ腺が腫れても気付かないでいると、しだいに胸膈内部のリンパ腺にまで影響が及んできます。

私の場合には、原因が分かりませんが心筋付近に熱がこもり、心筋炎のような状態になっていたのだろうと想像しています。そういう時に胃の中に溜っていたビールなどの水毒が、その周辺に滲み出して、ランニングの時にジャブジャブ音が聞こえましたし、また手の平に汗がかきやすく、ラケットを振っている時に何度もすべって落ちる状態でした。

水毒は浸透圧の関係で自由に移動できるのだと思います。「寒」である冷たいビールなどの水毒が胸膈内に侵入し、「熱」を冷やそうと上へ移動して、ついに心筋周辺に移動し、そこに沁み込み、心肥大になったと考えられます(図5参照)。

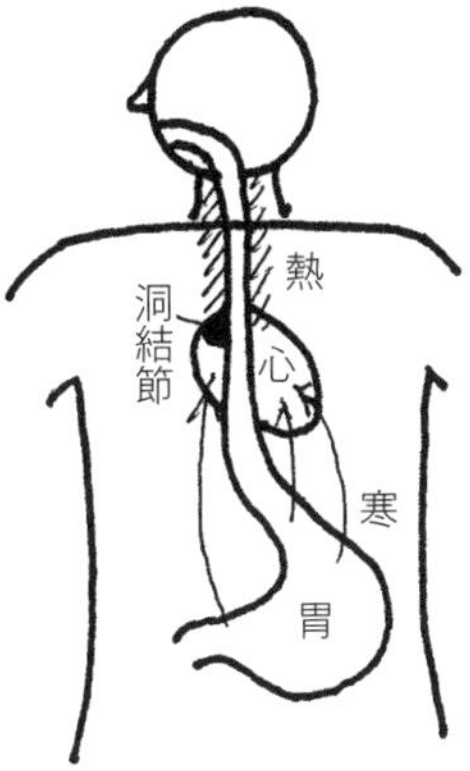

図5

心臓の脈に関係するのは右心房にある洞結節であり、そこから一定時間ごとに興奮刺激が起こり、それによって正常な脈拍が得られるわけです。

ところが心臓周辺に集まった「熱」と「寒」がこの洞結節に影響すると、不整脈の発作が起こるのだと納得できたのです。

心臓発作がほとんど起らなくなってからも、年に数回軽い発作は起っていました。よく観察していましたら毎年冬期の一〜二月頃が多いように思いました。年末年始は行事が多く、普段お酒を飲まなくとも来客が多いので、ついつい付合いで酒や食事の量も多くなり、その上に寒さでカゼも引きやすくなり、そうこうしているうちに軽い発作が起こるわけです。

長年の経験からカゼが内攻し、以前に心臓が肥大していた付近が現在には通常の大きさになったために少し空洞というか隙間があるのか、ちょうど右心房の洞結節が存在すると思われる付近に「邪熱」が留まっている感じが続くのです。

さらに胃に滞っていた飲食物は、同時に存在する苦くて酸っぱい水毒によってしだいにブクブクと発酵し、ガスを生じてきます。そのガスによって水毒がしだいに押し上げられ、夜間の一〜三時頃に「寒」と「熱」が刺激伝導系に影響を及ぼして軽い発作が起こることが分かったのでした。

（三）目眩発作に対する考察

（0）灸治療による体質の変化

目眩発作に対する考察に入りましょう。最初の心臓発作で入院治療した結果、体質はそれま

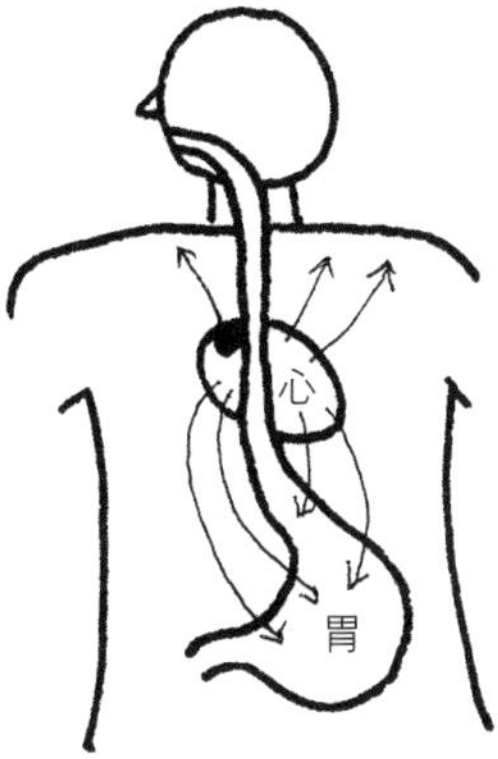

図6

で体が熱くて元気であった陽性体質から、急にゾクゾク寒くて元気のない陰性体質に激変しましたが、お灸を続けていたことにより、しだいに陰性から陽性に変化しつつあり、生命力も回復に向い、心臓内の「寒」や「熱」も少しずつ追い出すことができるようになりました。

「寒」である水毒は、大部分が元の胃の内部に戻り、一部は体表面に向っていきます。また「熱」はもと来たルートを逆行してリンパ節に戻ったり、一部は体表面に移動し、そこに向ってきていた水毒を発汗させたり、ひどい肩背部の凝りを生じさせていました（図6）。

それでもまだまだ陰性体質から脱却できずに虚寒の証があり、胃内にはポチャポチャと水毒が停滞し、動悸や耳鳴りなどがありましたが、何とか日常生活を普通に送っていました。

↓

（1）発作の起こる二～三日前

この時点ですでに外邪に侵入されたのです。日々まだまだ虚弱であったのに、論文研究のため夜更かししたり、慣れない労働のアルバイトをしたりなどで疲れているところに、雨に打たれたり、寒い風に吹かれたりすると、すぐに外邪に入られてノドが痛くなってくるものです。

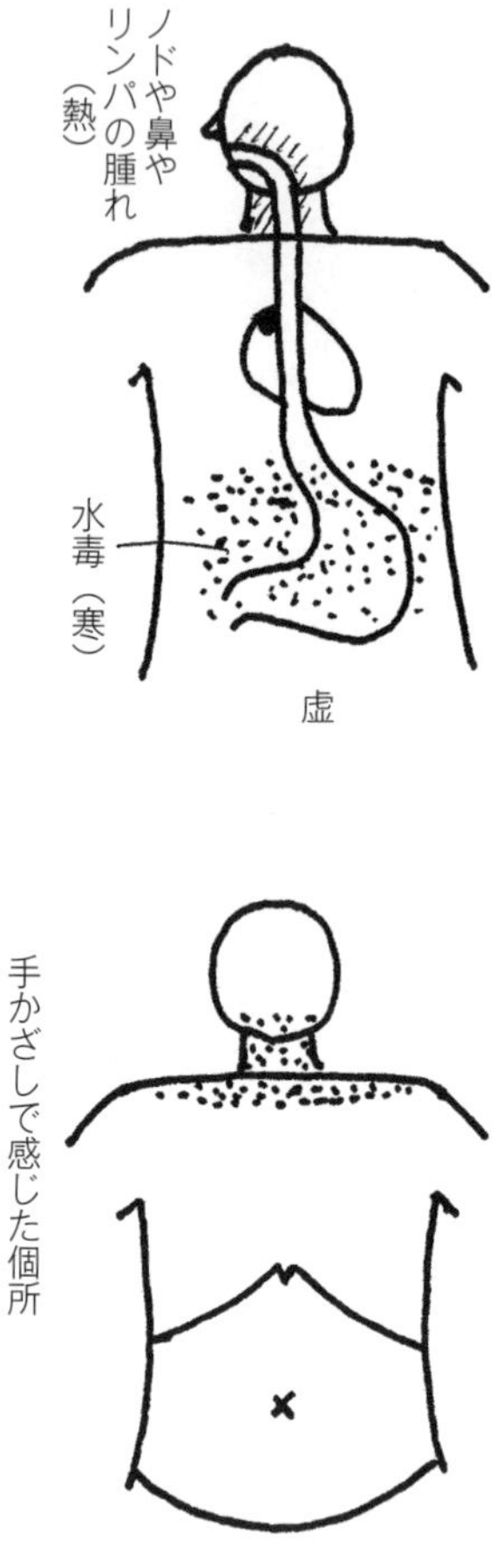

図7

この時点では、外邪に侵入されても生命状態が減弱した虚寒証のために身体全体に発熱するだけの勢いがなく、ただ首やノド周辺だけに熱感が生じるのみです。この時に首や肩周辺に手かざしをしてみると、手掌にビリビリと邪気を感じました（図7）。

では、なぜ食欲旺盛になったり、元気が出たように感じたのでしょうか？　それは生命自身が危険を察知し、外邪を除こうといっせいにはたらき始め、あたかも元気になったかのような仮りの姿なのだと思います。そのため食べても消化吸収も充分できず、無理をしてしまえばさらに生命力を減弱させることになるから用心せねばなりません。

←

（2）発作の前日

少し下痢気味になり、なんとなく眠く、身体に気が巡らない感じがして、冷えて寒い時は、脈もパワーがなく虚弱です。これは仮に元気になった反動として、かえって虚寒が強くなってしまったからです。

私の場合は、当時まだ生命力が弱かったので邪気と闘うパワーがなく、かえってよけいに気が巡らなくなり、冷えが激しくなり、生命活動も減弱したからです。もし生命力が強ければ、邪気と闘い発熱するはずです。

下痢になったのは、外邪が侵入したために身体内の気がいっせいに動き出したので、普段に胃腸内に停滞していた水毒が流れて水性の下痢になったわけです（図8）。

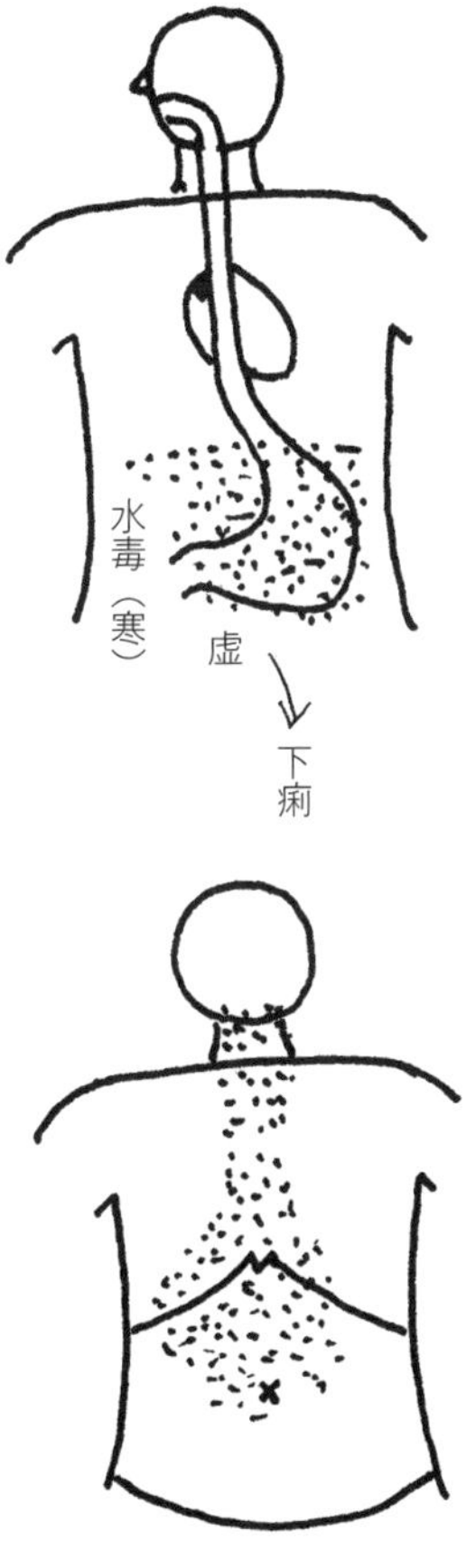

図8

この時点で手かざしをしてみると、首やノド周辺から胸部を通って腹部に至るまでビリビリと邪気を感じました。これから判断すると、腹内に停滞していた水毒も質的に変化を生じて毒性が増したのです。

さらに長年ビールを飲み続けて弱っていたせいか、肝臓付近に多く邪気があり、この邪気のために肝機能が失調し、そこで生成される胆汁も量・質ともに異常となり、毒性化が増大し、生命にとって危険な水毒（苦くて酸っぱい黄色の液体の正体）が充満していたのが分かったのです。

↓

（3）次の日（発作の始まった日）

ギラギラした目眩発作が起ったのですが、体の状態も悪く、気分も思わしくないので暗い部屋の中で安静にしていたため、邪気の状態を観察できませんでした。

〔補＝私の現在までの経験からいえば、毒性化増大した水毒のために、腹中に停滞していた飲食物が分解・発酵してガスが発生し腹が脹ってくる。すると気が上昇し、それに乗って邪毒も一緒に上昇する。そのため目に達すればギラギラとし、頭に至れば頭痛が起こったと考えられます。〕

↓

（4）発作の後の日

発作後の体内は、まさしく嵐のごとくさまざまな変転が生じます。発作後には蒲団を厚くかけ、湯タンポを入れて身体を温め、安静を保つことに専念しているので、しだいに体内の気が巡りだして生命力も回復してきます。

そのため初めに邪に入られた後頭部、首すじ、肩背部付近が発熱し発汗してきます。発汗すると同時に外邪も少しずつ体外に出てゆき、それにともなって正常な真気が巡り出して急に腹腔内の諸臓器も動き始めます。するとそれまでに体内に停滞・貯留していた水毒を体外に排除する能力を取り戻すため、表面の熱によって偏頭痛を生じ、胃内の水毒は嘔吐としての症状を現わすことになります（図9）。

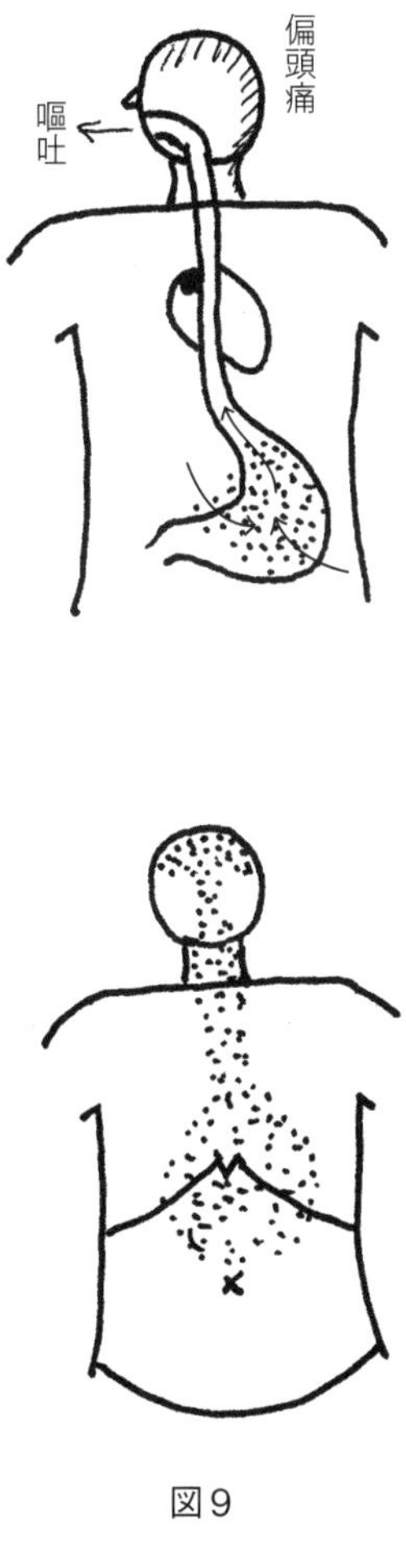

図9

この時点での手かざしによって胸腹部で感じられたビリビリ感は減少し、そのかわり頭部や顔面部、肩背部などに強く邪気が感じられました。水毒の上昇にともなって、よけい上の方で強く感じたので、偏頭痛や嘔吐と邪気の関係がよく理解できたのでした。

（四）毒と邪気の関連性

私の目眩発作の時に観察した結果を、別の観点から検討・整理した内容について話そうと思います。この考察によって「毒」と「邪気」が互いに関連しているという発見に導かれたのです。

（0）平常時
胃付近から発する邪気（冷気）を感じる（図10）。
←
（1）発作二〜三日前
ノド周辺だけビリビリした痛い感じの邪気。胃付近からは平常と同じ冷気を感じる（図11）。

←
（2）発作前日
ビリビリした感じはノドから腹部の水毒まで達している。胃付近では高さによりビリビリした感じと冷えて寒い感じの両方あり（図12）。

←（3）発作当日

観察不能。

←（4）発作以後

発熱・発汗とともに上部のビリビリ感が強くなり、さらに頭痛、嘔吐が始まると上半身で強くビリビリ感じる。嘔吐の後には胃付近の冷気の感じは少なくなる（図13）。

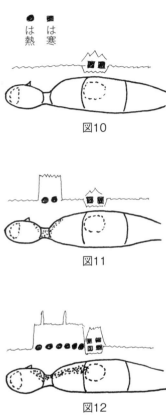

■は寒
●は熱

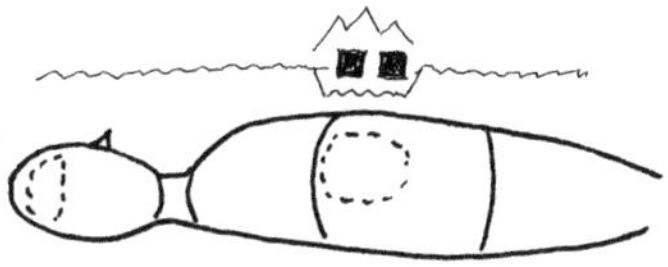

図10

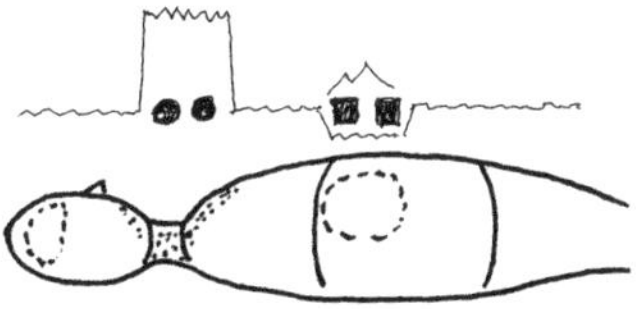

図11

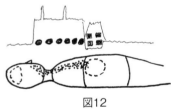

図12

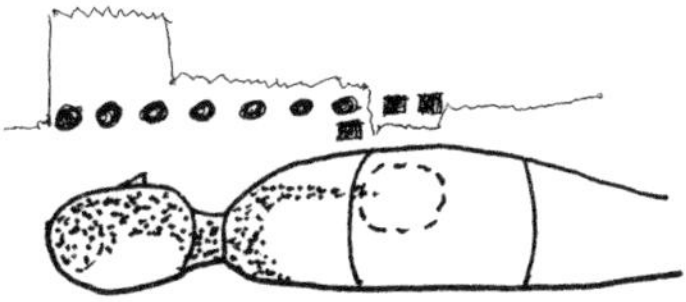

図13

以上の観察結果をどのように理解したらよいのか。その考察にはずいぶん長い期間を必要としたのですが、結果として重要な法則性を発見できたのは幸いでした。ここでは要点だけを分かりやすく説明してみたいと思います。

・平常時では、胃の付近で冷たい気の放射が感じられました。これは、私の体内には常に叩くとジャブジャブと音がする水毒（「寒」）が存在しているからです。でもこの水毒が存在しても痛んだり、辛いこともなく日常を普通に生活できている状態です。

↓

・発作二〜三日前では、ノド周辺だけビリビリした痛い感じがして、他は平常時と変わりありませんでした。ビリビリした感じは炎症などがある時に生じますから、いわゆる「熱」の発生です。水毒（「寒」）は冷えの質がありますから、何らかの原因で生命力が低下すると危険なので「熱」を生じさせて体温を維持しようとする、と理解できるかもしれません。

↓

・発作前日では、ノドに生じた「熱」が胃の付近の冷えた水毒（「寒」）を目指して下に移動していったように感じられます。

すると不思議なことに胃の付近の水毒までもより冷えて寒い感じが増したのです。これをどのように理解するか難しかったのですが、ノドから侵入してきた「熱」によって元々存在していた水毒が豹変して質的に変化（毒性化が増大）したと考えると、何もかも理解できるのです。

↓

・発作後では、上部にゆくほどビリビリした邪気が強くなっていますが、これはひとえに気の上昇によるものです。なぜ上昇が起ったのかといえば、胃の中の水毒「寒」の毒性が増大したため、より酸性度が強まり、苦さを増した毒水を生命が危険を自ら察知して、口から外に吐き出したために、それにともなって気が上昇し、同時に邪気と水毒の一部も頭部に達して頭痛が起ったわけです。

（五）病は生きている

私の目眩発作の観察は、まさに「病は生きている」ことの発見でもありました。思い返せば心臓発作で入院した後、時々軽い発作が起っていましたが、心配で病院に行って検査をしてもらうと、いつも異常なしで、お医者さんに「心配だろうから精神安定剤でも出しておきますから、それを飲んでください」と言われ、大量の薬をいただいて帰宅したものでした。それでも納得できなかった私は、申し訳なくも、飲まずに全部処分していた悪い患者でした。

西洋医学は根底に自然科学的思想があります。科学的な立場というのは、ある一定の条件のもとで同じことをすれば、いつでも誰でも同一の結果が得られるものを真理とします。そのためにさまざまな器械類を用いてデータを出して客観性を持たせ、ある一定条件の症状を持ったものに対して特定の病名をつけ、それに応じて薬品や治療法を決定するわけです。そのため病名を決定することが重要な役割となるのです。

しかし一度病名が決定されると、多くの場合、再来院すると先生はまずカルテを見て病名を確認して患者さんの状態をイメージし、それに基づいて診療がなされますが、あくまで患者さんに何か特別に変ったことがなければ、患者さんは病名という色メガネで固定されて見られ続けるわけです。

私の心臓発作も目眩発作も起っていない時には、病院で検査しても何の異常も出ないケースで、西洋医学では最も扱い難い病の部類に入るのでしょう。このようなことは私一人だけかと思っていたのですが、自分が開院して鍼灸治療を始めたら、同じような患者さんが大勢おられたので驚きました。

私の目眩発作の観察は、「病は生きている」ことの体験でもありました。もし病院で「目眩」と病名を固定され、それに対する薬を服用しているだけだったら、病状がまるで生きもののごとく変転してゆくことなど気付かなかったと思います。この体験によって「病気」という固定されたものなどなく、病的な「状態」だけがあるのだ！　と肚に落ちたのでした。

また病むことは苦しく辛く、自分のやりたいこともできず、周りの人たちにも迷惑をかけ、死んでしまうのではないかと不安にもなり、悪いことばかりのようですが、よいこともあるのです。

私も長い間病んでいたおかげで、自分勝手で、意固地で、冷たくどうしようもない人間でしたが、少しは他人の痛みや苦しさも分かってあげられ、手を差しのべ、周りの人たちに、気配りが少しづつできるようになってきました。


ふだん元気な時には自分を省みることなどしませんが、いざ病の床に就くといろいろ考え、知らず知らず内観しているものです。私が心臓発作に襲われ「もうダメだ！」と思ったのに、意識を失い、再び意識をとり戻した時に実感したのは、「私の思いとは無関係に、何か目に見えない大きな力が裏ではたらいて、私を生かし続けている存在のようなものがある」ということでした。

今考えると、この時の体験が、後の坐禅の修行にも深い影響を与え続けてくれていたように思えます。

心臓発作にせよ、目眩発作にせよ、発作は突然起こりますが、その時が病の始まりではないのです。荒木正胤先生は、茨城県の曹洞宗の僧侶でしたが、病弱で灸治療に救われたため、鍼灸の免許を取得し、深く日本古方漢方を研究し、多勢の病者を救済した名医でした。

先生は「病は因縁病である」と喝破されました。これは現在只今の病は、これまでに生き抜いてきた行為が原因となり、さまざまな条件のもとで縁を結び、結果として今の状態になっているという意味だと思います。患者さんを治療させていただくようになり、この言葉の重みをひしひしと感じています。

来院する患者さんの様相は実にさまざまです。その病症は過去に生き抜き、日々積み重ねた因縁の結果としてあるのですから、これを改善するには、お医者さんに全てを丸投げしても、お医者さんは何とかしてあげようと努力はしますが、それだけでは解決しないものです。

どうして病になってしまったのか？　に思いを致し、今後どのように生き方を改善して、病にならない日々を送ったらよいのか？　などを熟慮するべきです。

「病は生きている」のですから、よい因縁を積み上げてゆけば、必ず状況は変化してゆくものです。

（六）病気のメカニズム

私の目眩発作の観察から判明した病的状態の変化流動していく様子を治療に役立てたいと思い、さらに『傷寒論』などを参考にし、法則性を見い出し、病気のメカニズムを創成しました。

（1）外邪の侵入により発病する場合

『傷寒論』にある「傷寒」というのは「寒に傷められる」という意味です。この場合の「寒」は、単に「冷え」という意味ではありません。この本が書かれた後漢時代には電子顕微鏡などありませんから、現代では、電子顕微鏡などで容易にウイルスや細菌などに侵入されたと分かりますが、三千年前には、そんな器機もなく、それらに侵入されても全く見ることができなかったので、厳しい「寒」に傷められて病になったと信じていたわけです。現代では一番身近なインフルエンザウイルスなどを想像しながら思い描いてください。

病の流れを六つの段階に分けて説明します。

（A）第0段階（平常時）

これは痛い、辛い、苦しいなどの症状が現われて日常生活が送れなくなる前の段階です。

この段階というのは、人によって実に千差万別で、生れたての赤ちゃんあり、青少年あり、中年あり、老人あり、さらに赤ちゃんの頃からすでにゼンソクやアトピーやテンカンなどで病む人あり、青少年でもインフルエンザや大ケガをしたり、ノイローゼになったりなどで苦しむ人あり、中年でも成人病や更年期や大手術をする人もあり、老人ではパーキンソン病や認知症になったり、逆に健康そのものの人ありで、過去にどのように生き、どのような病気を経験し、どのような手当てをしてきたか、その総決算として現在只今、患者さんとして目の前におられるわけです。

したがって過去に大病をされたり、大手術をされたりしても、それを克服して普通のごとく日常生活を送っている人と、ほとんど病気などしたことがなく過ごしてきた人とでは、体内の様相が異なるものです。

それらの過去の全ての病や治療の結果としての痕跡を引っ括めて「鎮静化した毒」として象徴的に図に描いておきます。これはひとまず「身体生命にとって不都合な質を持った存在ですが、現在只今は生命活動にほとんど影響を与えないもの」という意味です(図14)。

多くの場合、生れ落ちた時から胎毒なども存在し、世の荒波を生き抜くうちに精神的に悩み苦しんでいる間に、心胸中に気が滞ったり、消化器付近に食毒や水毒があったり、婦人科器に血毒があったり、大腸に便毒があったりと「鎮静化した毒」は実にさまざまです。

（B）第1段階（内より迎え）

日々元気に生きていたのに、例えば仕事や勉強で睡眠時間が極端に少ない日が続いたとか、何日も肉体を使う厳しい労働や運動が続いたとか、何日間もたくさん食べたり飲んだりが続いたとか、神経的なストレスを受け続けたとか、天候不順で長い間雨にうたれたり、寒さや暑さにさらされたりなどすることで、生命活動が急に低下します。これを「虚」状が現われるといい、免疫力が低下して外邪に侵されやすい状態になります（図15）。

（C）第2段階（外より入り）

充分睡眠をとったり、休養をとったり、食事を制限するとか、心を切り換えることをせずにそのまま生活していると、ノドや鼻などの上気道から侵入したウイルスを排除しようと気血が集まってきてもそれに抗しきれず、ついにノドや鼻の奥に炎症が生じます。

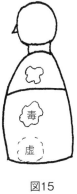

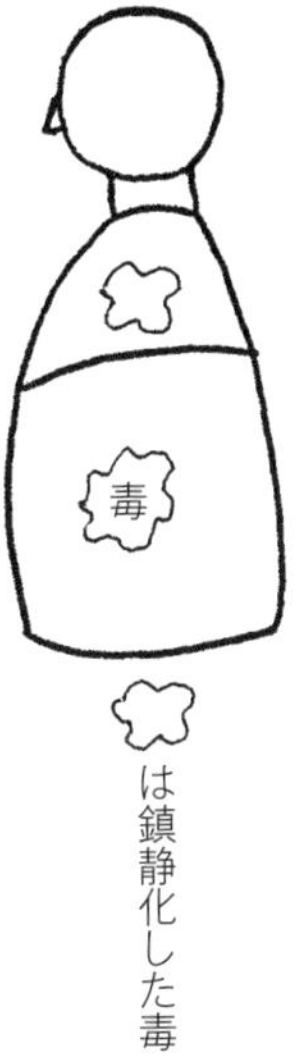

図14

図15

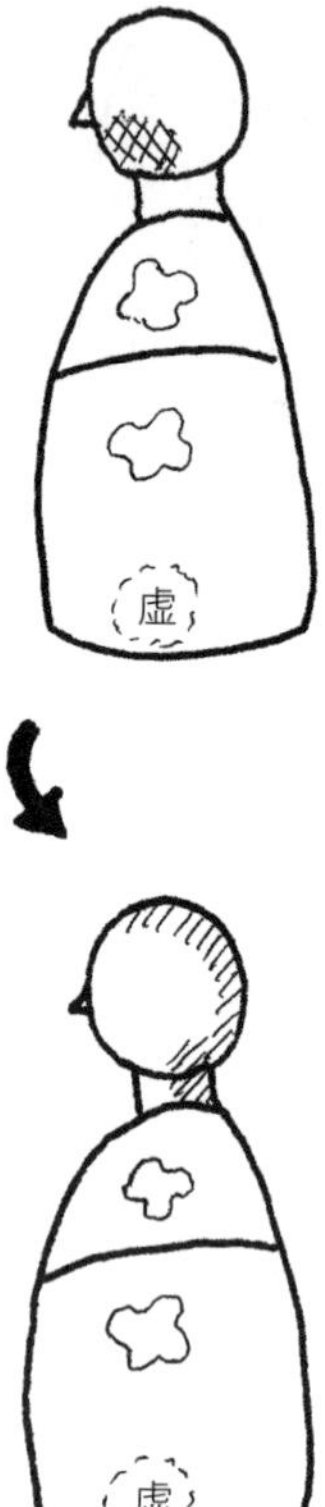

図16

しかし、この段階でもすでに異常を感じていますが、発熱もしていないので多くの場合、ウガイをしたり、家庭の常備薬などを飲んだりして、寝込むことなく平常通り生活をしてしまいます。

すると間もなく高熱が出て、ゾクゾクと寒けがし、頭痛のみならず、体の節々まで痛くなり、ようやくこれは大変！　と病院にかけこみ、インフルエンザと診断され、家の中で安静にし、他の人に感染させないように注意しながら、医者からいただいた薬を服用している状態になります。多くの場合、ここからが生活に支障をきたすので、病気の始まりとなるわけです（図16）。

（D）第3段階（外より内へ）

前の段階で安静にし、医者から出された薬が功を奏して大いに発汗すれば、大抵の場合は下熱して治癒します。しかし安静にしていなかったり、発汗しない時には下熱しても治らず、体内に邪熱が移動してゆくのです。

西洋医学的には、目に見えない邪気はウイルスですから、白血球などの免疫物質でも死滅しなかったウイルスが血液やリンパなどにより運ばれ、どこか気が滞りやすく、「鎮静化した毒」の存在する部位にまで達して、そこに留まることになります（図17）。

まず胸膈内にある胎毒や過去に病んだことにより存在していた「鎮静化した毒」などに留まる可能性もあるでしょう。

あるいは胃や肝臓や胆嚢などの消化器付近に存在している食毒や水毒に留まるかもしれません。さらに便秘の人や子宮筋腫や卵巣嚢腫などがある人は、そこに留まるかもしれません。

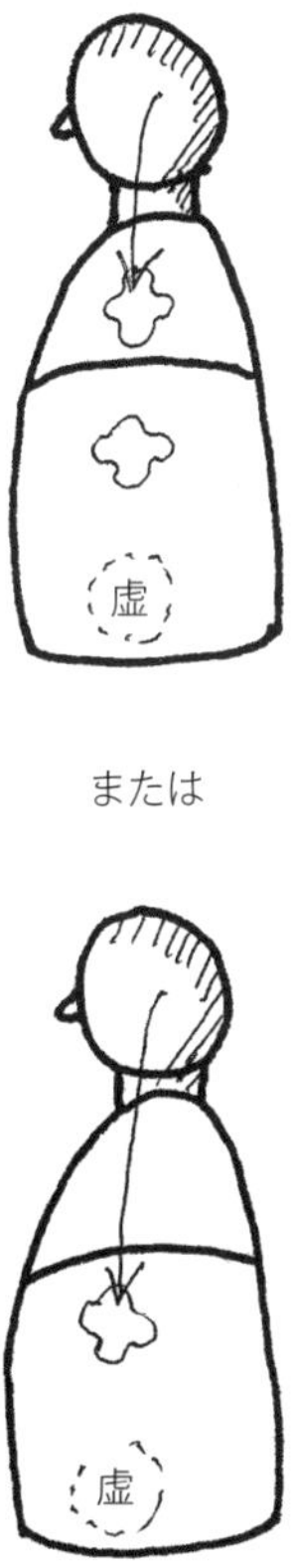

図17

（E）第4段階（毒性化増大）
そのように「鎮静化した毒」に邪気であるウイルスが入り込むと、その影響で毒性が急に増大するのです。

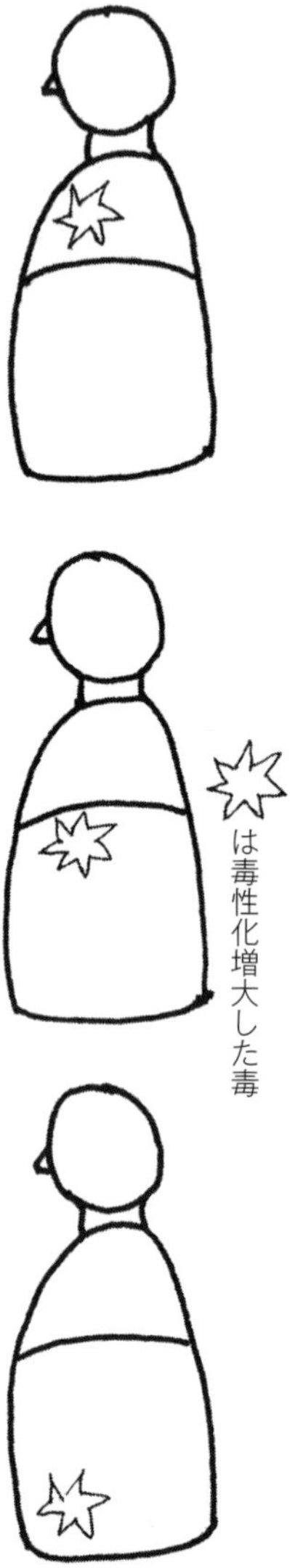

図18

例えば胸膈内では毒性化が増大すると、気管支炎、肺炎、喘息、その他の病症が現われたり、上腹部では食毒などのために胃、肝、胆、脾、膵、小腸、大腸などの病症が生じるでしょう。また下腹部では盲腸、生殖器、膀胱などの病症となるわけです（図18）。私の水毒の場合には急に毒性が増大したら、急に冷えが強くなり悪寒が止まりませんでした。

毒性化増大した状態が長く続く場合、初めの間は単なる機能失調だけで済んでいますが、長引くにつれてその毒に影響を受けている臓器、部品はしだいに冒されて器質的にも変化して重篤な病になってしまうので大変です。

（F）第5段階（内より外へ）

多くの人は、この段階のあることを知らないと思います。毒性化した状態が続くと、この毒から強烈な邪気が四方八方へと放射されるために新たな病症が引き起こされます（図19）。

第四段階までに内攻していった邪は、主としてウイルスが役割を演じていましたが、この段階での邪気は違います。ここでは異常なエネルギー波動というべきもので、自律神経系やホルモン系のはたらきに関連して瞬時に遠方に波及してゆき、気の滞った部位や過去に病んだことのある部位に達すると、さらに激しい病症が現われることになるのです。

これなど先にお話した私の目眩発作などもよい例になるでしょう。外邪に入られて、それが内攻して胃の内部や周辺に存在していたジャブジャブとした水毒に侵入すると、急に毒性化が増大し、冷えが強まると同時に酸性化も強まり、滞っていた食物の残りカスなどを分解・発酵させてガスが生じて腹が脹ってくる。すると嘔吐が生じ、それと同時に邪気も上昇して頭部に達し、目のギラギラや偏頭痛をひきおこしたことを思い出してください。

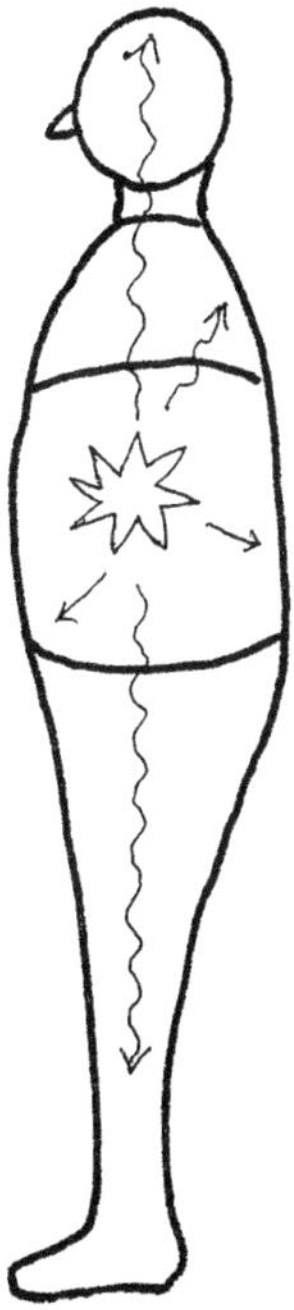
図19

その他の癌の場合など、夜間になると何とも耐えがたい痛みが手足に生じて全く眠れないという患者さんがおられますが、これなども毒性化増大して活性化した癌から放射された邪気が手足に飛んで発症した例です。このように例を挙げると枚挙にいとまがないので、皆さん自身でその例を見つけてほしいと思います。

（2）慢性病が暴れだす場合

ウイルスが関与したり、激しい発作などが伴うものは近代になって以来、西洋医学の手当てがよく功を奏するので、ほとんど鍼などで治そうという人はいないと思います。

多くの場合、鍼灸院に訪れる人は、すでに大病を患ったことがあったり、大きな手術を経験したり、さまざまな検査をしてもらっても異常がないと言われたり、すでに充分手を尽したが、これ以上手の尽しようがないと言われたりして困り果てて、他の医療手段がないものかとアチコチ探しているうちに、何らかのご縁で鍼灸の存在を知って来院するケースも多いのです。

日常どこか身体がギクシャクしているものの何とか生活ができているが、低気圧が近づいてきたり、身内の都合で少々無理しなければならなくなったり、精神的ショックがあったりなどするたびに、過去に患ったところが病んできて来院する人がもちろん多いのです。そのような場合についての病気のメカニズムを考えてみましょう。

図20

（A）第0段階（平常時）

このような患者さんは、平常時でも「毒性化増大した毒」でありながら、何とか鎮静化してくれているので、激しい症状が出ることなく、ギクシャクしながらも生活している状態にあります。

この毒を半分鎮静化し、半分毒性化増大しているように、図20のごとくデザインしています。

（B）第1段階（気の動揺）

このような人が天候不順や身心の疲労などが重なり、急に体内の気が動きだすと、毒も揺さぶられ、鎮静化が破れて突然に毒性化が増大し、邪気が四方八方に放射されます（図21）。

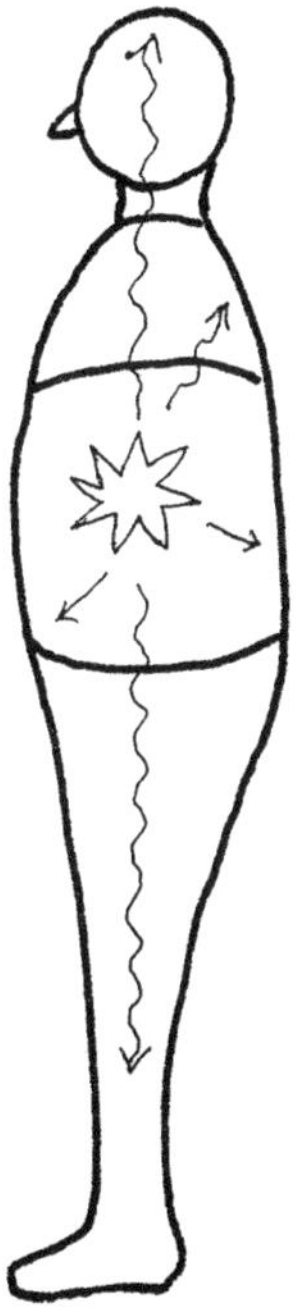

図21

（C）第2段階（発症）

このような患者さんは、過去に大病したりして、すでに病んだ所では組織が修復されずにダメージを受けた状態のままであったり、毒の一部が運ばれたり、飛んできたりしている場合が多いのです。その部位に放射された邪気が到達すると、再び病み始めて辛い状態におちいるわけです。

毎回、同じような部位で発症すれば、これが持病になるわけです。ここでは慢性の頭痛やテンカン、ゼンソク、膝関節症、リウマチなどのケースについて図示してみました（図22）。

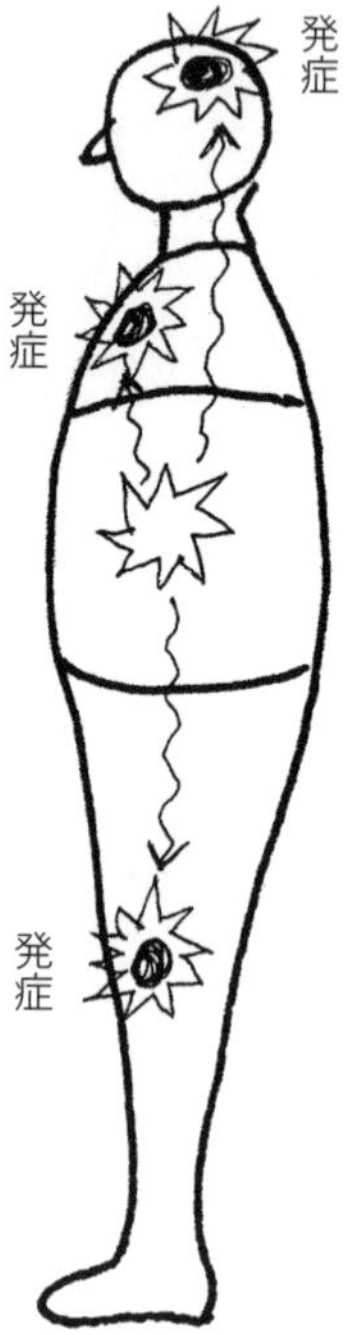

図22

第三章　万病一風的治療

（一）病体のイメージ

万病一風的治療は、「観の目」にて一鍼を下すことによって実現されます。そのためには、まず現在只今、目の前にいる患者さんがどのような状態にあるかをしっかりイメージできなければなりません。

それによって、どこにどのような毒があるのか？　どこが虚して、どこが実しているか？　寒と熱はどうか？　毒と辛い患部との関係はどうか？　病気のメカニズムの何段階か？　など、必要な情報から患者さんの体内のイメージを把握します（次頁の図23）。

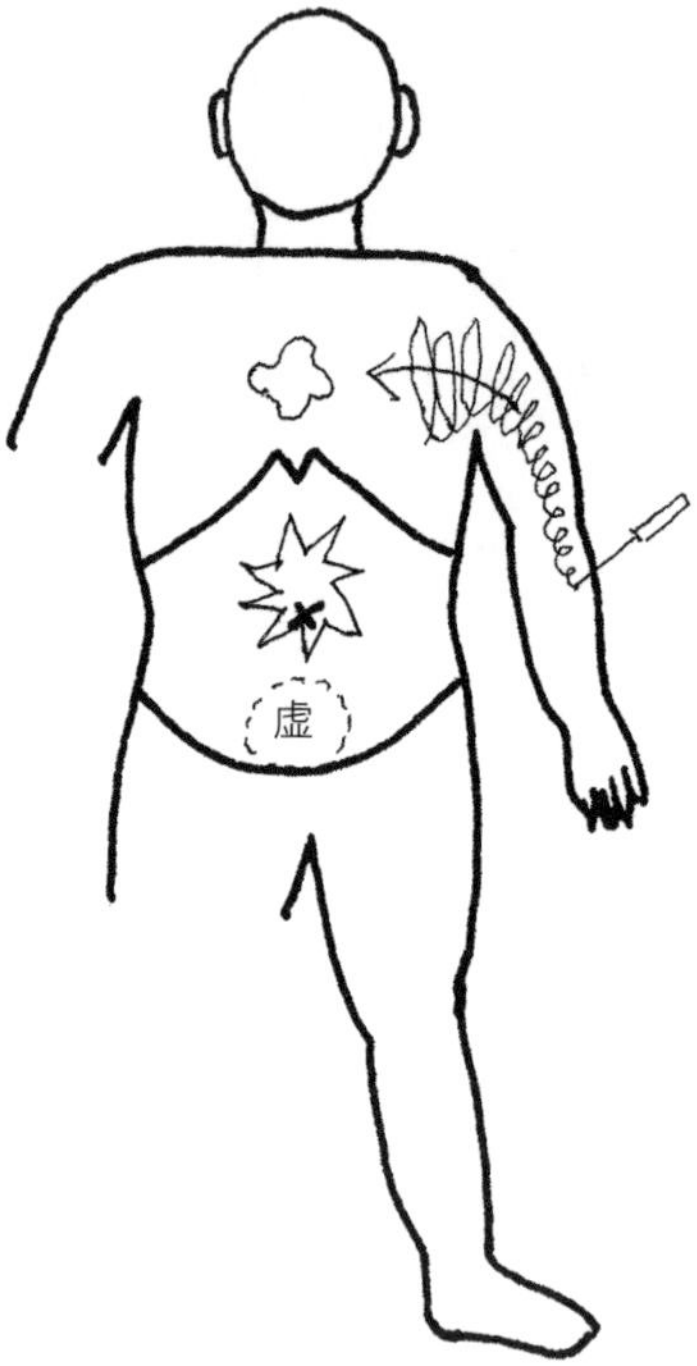

図23

初学者の時には時間がかかりますが、これらをしっかりやっておき、分からない時にはそのつど「四部録」や「機関誌」などを読み返して研究すれば、しだいに正確に早くイメージできるようになります。

ここで「四部録」とは、私が著した『万病一風論の提唱』『傷寒論真髄』『鍼道発秘講義』『経絡流注講義』のこと。「機関誌」とは、私が創成した「いやしの道協会」から年一回発行される冊子であり、「四部録」以後の私の論考は全て、ここに掲載されています。ベテランになれば、こんな手順を踏まずとも、あっという間にイメージしてすぐに治療を開始できるようになるものです。

（二）生きたツボ

世の中で一般的になされているオーソドックスな方式は、いずれも古典に則った伝統的な経絡と経穴に準拠しています。私もそれについては全て熟知していますが、あえて別の方法を用いて治療しています。それが「生きたツボ」です。

私がまだ病弱で気に敏感だった頃、手かざしをして患者さんからの気の放射の具合を観察し、前図のような結果を得たのです。とくに手足の部分は、指一本で探していた時、私が何か磁石で吸い付けられるような、押し返されるような妙な感覚がすると、同時に患者さんも「そこ！そこ！」と言い、腹がゴロゴロ動き出したりして、「なにかお腹の中まで響いてきました！」などと教えてくれたのです。

それ以来、患者さんに教えてもらいながら研究してみると、そのような敏感なツボに一鍼を下してみると、ごく浅くて軽い刺激で、かなり遠方まで響きが伝わり、体内の状態が大きく変化しやすいことが判明したのです。

さらに観察してみると、このような部位は患者さんの状態によって現われたり、現われなかったりしますし、また具合が悪い人ほど数多く現われるのでした。

現在、門人たちには手かざしを禁じています。私が坐禅をしたり、丈夫になってからは、以前のように気に敏感ではなくなったこともあり、さらに何か怪しいことをしていると誤解されてしまうのも困ることでもあり、別の方法を工夫したわけです。

経絡上をスーッと指を軽く触れたまま滑らせていくと、この敏感な部位を誰でも簡単に察知できますから、心配いりません。患者さんの状態によって現われたり消えたりして、まるで生き物のようなので「生きたツボ」と名付けたわけです。

世の中で流行している方式に「置鍼法（ちしんほう）」があります。この方法は、一回の治療に百本以上の鍼を刺したままに置いておくケースもあるようですが、要するに一定時間、複数本の鍼を身体に刺し置くわけです。

私の考えというか感覚では、鍼は人体にとって異物の一面があるので、鍼を刺入すると人体生命が危険を察知し、これを排除しようといっせいにはたらき出し、気の環流が盛んになり、そのために治癒力が増すのだろうと思っているのです。ですから刺したまま置く方法でも効果があるのだと思います。

けれども、それに対して、私は一本の鍼だけを用いて治療します。まあ、私がケチだからということもありましょうが、「万法帰一」の教えをヒントに工夫して実践に結びつけた結果なのですが、これを実践するには、ワザを修練せねばなりません。

「熱」である炎症の部位では冷やすように、「寒」である冷えの部位では温まるように鍼を操作せねばなりません。これに対して置鍼法ではどこの部位も同じように刺したままなのですが、生命を維持するように、体内を常に気が環流するはたらきにまかせて治療するのに対して、万病一風的治療は「アタックする治療」と言えるでしょうか。たった一本だけの鍼を用いて、邪のある部位に次々と鍼を下し、気を操作してゆき、元の正常な「無風」の状態に戻そうとするのですから。

(三) 初一鍼の大事

患者さんは実にさまざまです。老人あり、若者あり、男性あり、女性あり、慢性あり、急性あり、肥えた人あり、痩せた人あり、鍼に慣れた人あり、初めての人あり、強い刺激が好きな人あり、嫌いな人あり、気に敏感な人あり、鈍感な人あり、皮膚が厚い人あり、薄い人あり等々、まさに千差万別です。さらに同じ人でも日によって違いますから、おざなりにいつも同じだろうと思って鍼を下してはいけませぬ。

それゆえに、治療の最初の一鍼が大事なのです。まず手や足にある「生きたツボ」を探します。何ヶ所も見い出せる患者さんもいますが、あれこれ迷わずに、なるべく啐啄同時に「これだ！」と思ったら間髪を入れずに、その部位に鍼を置き、軽く刺激してみます。もしそれで響かなければ、少し刺し入れて響く深さまで入れ、そこで軽く刺激していると、その響きが伝わって遠方にまで達するならばうまくいっています。敏感な人ならば、遠方の指先まで伝わっていくかもしれません。

最初のうちには、患者さんにお願いして響きがどのように伝わっていくかよく観察してもらうとよいでしょう。その後、最初に診察した患者さんの状態、例えば胸部が熱かったとか、動悸がしていたとか、ミズオチがつかえていたとか、腹直筋がツッていたとか、ガスで張っていたとか、ペニャペニャな腹でさっぱり力が入らないとかなどの目立った状態が、どう変化したかを確認してみるのです。

それらの情報により、この患者さんが鍼に対して敏感なのか、鈍感なのか、浅くて効果がでる人か、深い方がよい人か、などなどが分かります。それによって次の一鍼からは、それを念頭に置いて次々と鍼を操作してゆけばよいわけです。

鍼をして失神させたり、気胸を起させたり、あまりにも強く長く鍼をしてダルくさせて何日も寝込ませてしまったりするのは、「初一鍼」の大事を知らないためです。

(四) 先後

一本の鍼でアタックする治療をするためには、鍼をどのような順序で施していくのかが重要な役割を演じることを知らねばなりません。湯液の『傷寒論』も同じですが、鍼灸の『鍼道発秘』には「先表後裏（せんぴょうこうり）」「先急後緩（せんきゅうこうかん）」のことが記してあります。

「先表後裏」というのは、湯液では、表位が頭部、後頭部、肩背部などを、裏位は上腹部を意味しますが、鍼灸では、「表」を表面の浅い所、「裏」を体内の深い所と理解しておけばよいでしょう。例えば、過労などで頭痛、肩凝りがひどく、胃の痛い日が続くので治療してほしいと来院した患者さんの場合、急性症状ではないので、まず頭痛、肩凝りに対して鍼を施こし、その後で胃の治療をしなさいという意味です（図24参照）。

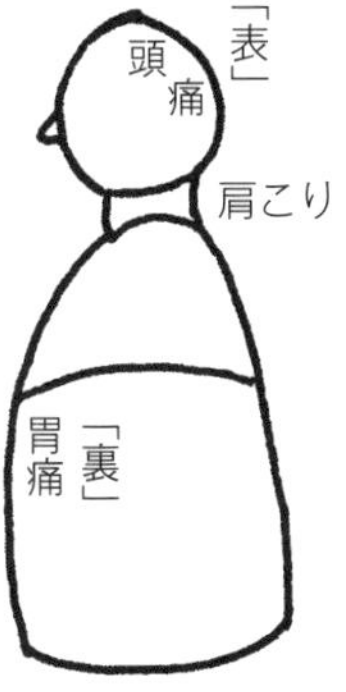

図24

あるいは腰痛などで来院した患者さんの場合、診察して腰の奥の筋肉が固く凝っているのが原因と判断しても、いきなり深くズブズブ刺すのではなく、まず浅く多く腰まわりを刺して一度動いてもらい、どの程度変化したのかを確認した後、まだ軽快しなければ、次に目的の深い筋を目指して鍼を刺しなさいという意味です。

次に「先急後緩」というのは、急性症状がある時は、それを先にして、慢性症状は後にしなさいという意味です。実は、これをどのように施すかは皆さんの迷うところなのです。

例えば、日々慢性的な症状があったり、過去に大病を患ったり、大手術をしたりなどして、再度同じ経験をしたくないと定期的に来院される患者さんがいます。そういう人が、急にカゼを引いたり、ケガをしたりなど、何らかの普段と異なる辛い症状が現われ来院したような場合にどうするか、という問題です。

まず法則通りに急性症状に対して鍼を施すのは当然ですが、その時同時に、いつもやっている治療をやるかどうか難しいのです。何度も話していますように、ハリを施すと、ハリを異物と感じて、その部位に血液や免疫物質などが集まり来て、盛んに病的状態を改善しようとして働いてくれます。

ここでは急性症状に対してそれを治すように鍼を施したのに、さらに他の慢性症状に対してもサービス精神旺盛に鍼を施すならば、そちらの方にも血液その他の物質が分散することになり、肝腎の急性症状の効果が薄れてしまうから問題なのです。

もし急性症状だけで治療を終了することで患者さんに納得してもらえないのではないかと心配ならば、ほんの少しでも慢性症状の「ここぞ」という部位だけに鍼を施し、その意味を説明してあげれば何ら問題がないのだと思います。

（五）引きバリ

これは古典にはない表現と思います。私は『鍼道発秘』の中に「手に引くべし」とか「足に引くべし」とあるのを見て不思議に思い、何をどのように引くのかを、長年臨床の場で研究模索し、ようやくその意味とワザを修得したものです。

この「引きバリ」ができるか否かで、治療効果に雲泥の差が出ます。「引きバリ」のワザは極めて微妙なタッチで行うので、言葉では何とも説明できないのです。とにかく遠方にある「熱」を冷し、「寒」を温め、痛みを除くには効果覿面です。

ワザは教えることができませんので、原理的なことだけ話しましょう。病は「風」が吹き荒れている状態です。とくに痛んで辛いところは「風」の実体である邪毒が暴れています。病を

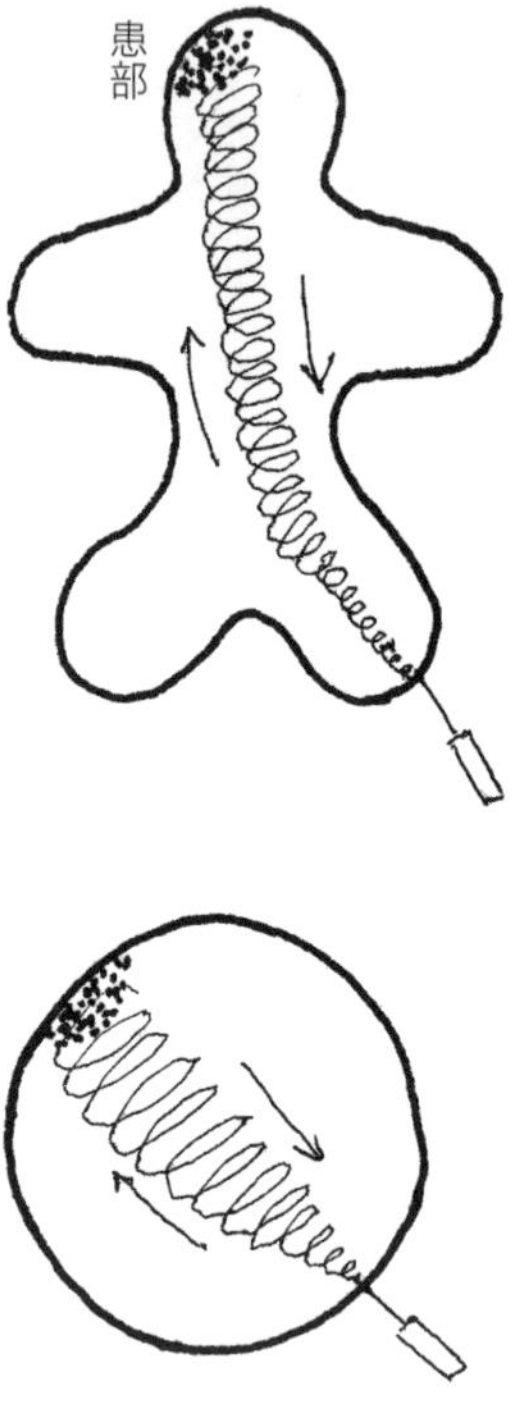

図25

治すためには「風」をなくさねばなりません。いろいろな方法があります。一番単純なのは暴れているところに直接鍼を下して邪気を抜き去る方法ですが、ワザが未熟な場合にはかえって暴れさせたり、あちらこちらへと吹き飛ばしたり、散らしてしまうと危険です。

そんな時に一番効果があり、確実な方法は、磁石でいえば真反対の極、地球でいえば日本の対極にあるブラジルというように、図25のように頭の左側が病んでいれば、右足の先端で、しかも陰陽が逆の「生きたツボ」に気を引くことです。初め足先から気を送り、頭の患部に達したら、今度は下に気を引っぱり、手元にまで届いたら気を引っかけて抜き出すのです。

もし患部を動かすことができるならば、動かしてもらいながら「引きバリ」をすると治りますが、これは私が「運動鍼」と名付けたワザで効果抜群です。

（六）治療後のこと

患者さんを治療した後、症状がどのように変化したのか？　何か「毒」のごときものが出て瞑眩現象が起こったのか？　治療したところはよくなっても、別の場所が悪くなったのか？　ダルくなり過ぎて寝込んでしまったのか？　治療前よりかえって悪化してしまったのか？　などなど、いろいろ変化が生ずるはずなので、いやし手はぜひともこれらのことに目を向けねばなりませぬ。

万病一風的治療は、一本の鍼だけを用いて気を操作する方法なので、ウデのよい人ほど一鍼を下すごとに患者さんの生命状態が変転してゆきます。患者さんにとって好ましいのは、体内の「毒」が排出される時に起こる瞑眩現象ですが、実はこの判断が難しいのです。

ベテランになれば、診察の段階で患者さんのどこに、どのような「毒」があるのか分かりますから、治療後にその「毒」がどこから、どのように出てゆくかが大体予想がつくものですし、その現象がたとえ苦しいものであっても、よくなってゆくという予感めいたものが、患者さん自身にも感じられるはずです。

問題にすべきは術者の未熟さから起こる現象です。例えば荒っぽいワザによって気胸を起こさせたり、血管を破って出血が止まらなかったり、いきなり強刺激を与えてショックを起こさせたり、気絶させたりすることなどは、絶対に慎むべきです。

少しワザが上達してくると、一鍼を下すごとに体内の気の状態が面白いようにゴロッと変化します。そのため証が変ったり、「邪気」があちこちに飛ぶので注意を要します。西洋医学的には治療後に新しい病気が出現したと診断される場合でも、万病一風的立場から見ると違うのです。それは体内の「毒」に鍼を下した時に、そこから邪気があちこちに飛び、とくに過去に病んだことがある部位とか、凝り固まって気が留まりやすい所に達すると、そこで病的な症状を発するのです。

例えば治療を受けた後、まもなく関節が痛くなってきたとか、ノボセがひどくなったとか、メマイや耳鳴りがひどくなったとか、治っていたテンカン発作が起こったなど、実にさまざまです。

これはひとえにワザの未熟さから来るものですから、心して反省し、しっかり取り組むべき課題です。

そこには体内の気をあまりにも激しく動揺させないこと、気を上にあげないように下に引くことなどで解決できるので、工夫すべきです。この課題を克服することでワザがかなり上達するはずです。

（七）見えざる一鍼

万病一風的治療で最も大切なことは何か？　それは患者さんの「心をとるべし」の一句です。来院する患者さんの中には、自分から進んで治療を受けたいと思っておいでになるのではなく、家族とか友人とかに嫌がるのを無理に連れてこられ、不本意ながら受けざるを得なくなり、一応治療室に入ってみたものの、「さて、この変なオヤジ（私のこと！）は、鍼灸などというエタイの知れないことをやろうとしているが、怖いし、やりたくないし、逃げ出したい」などと心を閉ざしていては、気の交流もできないので、よい治療などは期待しても無理でしょう。

そんな時、患者さんの心に「見えざる一鍼」を下し、この状況をガラリと一変させ、心を開いて自ら進んで治療を受けたくなってもらうには、さあどうするか？　これも立派な公案です。

身体が病むのが先か？　心が病むのが先か？　このようなことを真面目に考えるようになったのも、鍼禅の道を歩んできたからかもしれません。

例えば大ケガをして、生き抜くのが大変になったとか、老人になり身体が不自由になって思い通りにいかないとかは、もちろん身体が先ですが、とくに精神的修養を長く積んでこられた人を除いては、ほとんどの場合、先に精神的に悩み、その後に身体に影響が出てくるように感じます。

小学生の時はクラス一番の成績で、両親から有名校への進学の期待をかけられ続けていたのに、中学校入学後には、しだいに成績が落ちてくると学校に行きたくなくなり、ぐずぐず悩んでいるうちに朝起きられなくなり、登校拒否になってしまった人。

念願の市役所に勤めることができ、最初のうちは楽な仕事で楽しかったが、部所が変わり、毎日市民の苦情に対応するのがストレスになり、十二指腸潰瘍になった人。

景気が良かった時には元気が良かったのだが、社会情勢が大きく変化し、商売も立ち行かなくなり、日々閑古鳥が鳴くようになったら、眠れない日々が続き、まもなく動悸やメマイが激しくなった人。

親が亡くなり、相続問題で親族と一悶着があり、怒りで亢奮する日々が続いていたら脳卒中になった人、などなど。

とにかく例をあげたらきりがないほどです。まずは心に悩みが生じ、それであれこれ考えているうちに夜眠れなくなり、しばらく続いていると、そのうちに体の具合が悪くなってくる、そういったパターンの患者さんが多いのです。

そんな場合でも治療によって身体がよくなってゆくことで、心の持ち方を変えることができ、心身ともに元気になる人もおられるのですが、大多数の人は心の問題が解決しないまま、再び同じ状況に戻ることになり、いつまでもぐずぐずと悩み苦しむ日々を送ることになってしまうのです。

そのような時、いやし手は、いったいどのような「見えざる一鍼」を下したらよいのか？これこそ答えのない公案であり、己れの人間性が問われることになり、いやし手自らが日々油断なく心の修行を続けて人間性を高め、境涯を深める生活を心掛ける必要性があるのだと思います。

（八）養生

万病一風的治療で一番大事なことは、実は養生なのです。病を治すのは、いやし手と患者さんとの協同作業なのですが、それに気付かない人が多くて困ります。いやし手の努力半分、患者さんの努力半分です。

日々大酒を飲んだり、美食を続けたり、睡眠を充分とらずに仕事や勉強や遊びに熱中していたり、クヨクヨといつまでも悩んでいたり、イライラと怒ってばかりいたり、じっと坐ったきりで全く身体を動かさないでいたり、身体を冷やすことばかりしていたり、などをして、体調を崩して来院し、治療後に帰宅してからも全く同じように生活をしていれば、すぐに元の状態に戻ってしまいます。それを改善するには「養生法」を知り、それを実践してもらうのが一番よいのです。

西洋的な健康法は、スポーツをしたり、ジムで筋肉を鍛えたり、栄養バランスを考えた食事をし、必要なカロリーを摂取し、充分な睡眠をとって生活することかと思いますが、「養生法」とは生命を養う方法という意味で、健康法とは一味違うものです。

「養生法」には次のような調和の三原則があると考えています。

（1）身息心の調和
（2）食息動の調和
（3）出入の調和

それぞれについて、お話しましょう。

（1）身息心の調和

これは坐禅をはじめ、ヨーガ、太極拳、気功、武術、舞踊、茶、書など、あらゆる東洋的な道の世界で強調されている内容と思います。

「身」とは、坐禅では腰を立て、左右に傾かないように真っ直ぐにし、上虚下実を保つように趺坐します。「息」というのは、自然呼吸と異なり意識呼吸に類します。下腹丹田が充実するように、空気を鼻から静かに吸い込んで丹田まで入れ、次に丹田に気を込めながらリキムことなく、細く長く吐いてゆくのですが、慣れないと難しいと思います。それを続けているうちに、「心」が澄んでくるというわけです。

ここではとくに「息」が重要な役割を演じています。通常「身」とは、この皮袋に包まれている肉体のことと思っており、それで誤りはないのですが、この「息」が媒介することで少し様相が変ってきます。

「心」はとかく世間で生きていると、ザワザワとうるさく、不安で落ちつかないものですが、「息」のはたらきというか、熱心に坐禅やヨーガその他の東洋的な息法を行じていると、しだいにザワつきも鎮まり、身息心が調和するにつれて次第に生命の広がりを感じてきて、大いなる宇宙につながってきて、自分が他の生きとし生けるものと共に互いに生かされて生きていることに気付いたり、「観の目」もついてくるから不思議です。

（2）食息動の調和

ここにも「息」が関与しています。「食」は単に腹を満たし、栄養を摂るための食物の域を越えてきます。大自然の中でそれぞれが生命を持ち、あるものの死が、他のものの生となる連鎖を思い、単に物を食らうのではなく、他の生命をいただくという感謝の気持も芽生えるようになります。これは全て「息」のはたらきが、蔭で大きな役割を演じているのです。

大平洋戦争後、敗戦国の日本の食文化は、戦勝国である欧米の食文化に取って代わられ激変しました。日本の伝統的な米と魚と野菜中心の食卓は、小麦と牛乳と肉中心の食事に変化し、同時にカロリーと栄養素に基準をおく栄養学が流行し、さらに流通が盛んになるにつれ添加物が混入した食品ばかりになってきたのです。

それぞれの民族は、それぞれの地で長い年月を生き抜いてくる間に、その土地でとれた物を食べ、それを消化吸収できる生命になっているのです。

言い換えれば、その民族特有の消化酵素を代々遺伝子の中に受け継いでいるので、急に栄養があってウマイからといって、先祖からずっと食べ慣れた物以外は、そう簡単に身に付くものではないのです。

そのため消化吸収できないものは食毒となって体内に残り、病の原因となるわけです。日本人が現今長生きしているのもそうですが、同時に癌や動脈硬化その他の成人病が多いのも、そんな理由からだと思います。

漢方の食の考え方に「陰陽」というのがあります。例えば陽性の食物は肉やバターなどのカロリーの高いものをいい、体を温めます。陰性の食物は生野菜や果物などカロリーの低いものをいい、体を冷やします。火を通したり、太陽の光に当てて乾燥させると、陰から陽に転じます。

さらにアイスクリームや清涼飲料水やビールなどは冷凍冷蔵庫でギンギンに冷やしますので陰性です。アルコール類は、酔いが回っている間は体が温まりますが、醒めると急に陰性に転じ、かなり体を冷やすそうです。漬物などは天日に当てて乾燥させ、さらに塩をふって重しを乗せて水分を除くのでかなりの陽性に転じています。

西洋人が肉食で生野菜と果物を一緒にとるのは、陰陽のバランスがとれています。日本の伝統食でご飯と野菜の煮物が多いのは、火を通すことにより陰を陽に転じていく工夫です。そうであるのに、栄養学の教えによって、ビタミン類を摂るために生野菜や果物を大量に食すのでは、冷え性になるのも当然です。

次に「動」について。人類誕生の頃に立ち戻って想像してみてください。現代と違い電気もないですから、太陽が昇る頃に起き出し、沈んだ後には洞穴の中で焚火をし、火種がなくなって真っ暗になれば寝るという生活リズムだったと思います。日中には家族が生き抜くために、男性は槍などを持って野原や山中に出かけ、動物を追いかけ回して食料を持ち帰り、女性は生活をするためのこまごまとした仕事をこなし、食料が届けばそれを調理するという日々だったでしょう。

これを思えば、人間はまさに動く物であり、原初から男女ともに動き回って生きる身体としてできあがっているのです。これは長い年月をかけて遺伝子の中に組み込まれていますから、現代只今の私たちの身体もそうなっているはずです。

そうであるのに、近代社会に入り、電気が発明され、蒸気機関車をはじめとしてさまざまな便利な機械が次々に発明され、しだいに仕事が楽にできるようになり、さらにコンピューターが発明されて以来、社会生活が全く変化しました。

そのため一日中パソコンやスマホを操作し、じっとイスに坐ったままの仕事に従事せねばならないので、目が疲れ、首や肩はもちろん身体中が凝り固まって辛いために来院される人が多いのです。こういう患者さんには、とにかく「動くこと」が一番よい治療になるでしょう。

（3）出入の調和

これは、食の問題が最も分かりやすいかと思います。患者さんの多くは便秘で悩んでいます。先ほども話しましたが、日本人の身体は米と魚と野菜に合うようにできていますので、欧米諸国の人たちに比べると腸の長さが、より長くなっているそうです。さらにそうであるのに日々の食事が肉食主体で野菜などの繊維質が少なくなったり、生活のリズムが朝食を摂ってすぐに職場や学校に行かねばならず、便意を催してもタイミングが合わず、そうこうしているうちに便意が消えてしまうことなども関係しています。

一度便秘をすると肛門近くの便が固まり、それが栓となって出口を塞いでしまうのでさらに出にくくなり、便秘が一層ひどくなるという悪循環になるわけです。

生活のリズムを変え、夜は早目に寝て、朝早く起き、朝食をキチンと摂って便意に合わせてトイレに行く時間を確保するように勧めるのですが、皆さんは難しいようです。

次に「息」については、皆さんの呼吸は浅いと思います。私も大学院時代、息苦しくて丹田呼吸法を始めたことは、次の第二部でもお話しますが、深い呼吸をすることこそ一番大事な養生法なのです。

とくに吸うことより、いかに吐き切るかが問題です。いわゆる濁気を吐き切れば、自ずと新鮮な空気が体内に入ってきます。東洋的な「息」法は、単に空気を吸い込むだけでなく、体中にくまなく気を循環させるはたらきがありますから、西洋的な考えの酸素を吸って、炭酸ガスを吐き出すだけでなく、新陳代謝が十二分になされ、まさに生命を養うことになるわけです。

皆さんが気付かないのは、「心」の問題です。禅ではカラリとした心の状態で生きるのを理想としていますが、俗塵渦巻くこの世で生きるとなかなかそうもゆきません。いつも頭の中がグチャグチャ、ザワザワと騒々しい患者さんが多いので驚きます。先ほどもお話したように先に悩みがあって、それが解決できずに、ぐずぐずと悩みが続いているうちに、今度は身体の具合が悪くなるケースの多いことをお話しました。

仏教には「心の三毒」として貪瞋痴（とんじんち）があります。「貪」は欲深くむさぼること、「瞋」は自分の心に逆らうものを怒りうらむこと、「痴」は理非の区別のつかないおろかさで、言っても仕方のないことを言って嘆くことです。

身体と同様、これらの三毒を己れの心から排出させなければ、心の重病にもなりかねません。現代は情報化時代ですから時々刻々新しい情報が入ってきます。それと同時に、心の中は騒がしき状態になるでしょう。これが続けば心の便秘となり、大病を発しかねません。

そのためには、不必要な情報をどんどん捨て去り、必要な情報には素早く対応して処理して、心から消えてもらうことですが、「言うは易し、行うは難し」ということですね。

そのためには、なるべく早い時期から、それぞれの縁にしたがって、何らかの心の修養を心掛け、己れの中に確固とした「心柱（しんばしら）」を立てることが重要と思います。

以上が「調和の三原則」ですが、このようなことを参考にして、それぞれの人が自分に合った好ましい養生法に沿った生き方を実践してくだされば、すでに病んでしまった身体も元の健康の状態に戻りやすく、元気を保って生き抜くことができると思います。

そういうわけで養生法を指導し、患者さんに実行していただくことが、強烈な「見えざる一鍼」としてはたらくと確信しています。

第四章　鍼禅の世界へ

（一）いやしの道からの飛躍

まず「いやしの道」と「鍼禅」は、同じなのか、違うのか？　もし違うならば、どのように違うのか？　について述べようと思います。

第二部の四章中にも「いやしの道」の模式図を描き、その内容について詳しく説明しておきましたので、それもあわせて読んでいただくとして、ここではその模式図を示しつつ、「いやしの道」と「鍼禅」との関係を示してみます（次頁の図26）。

この模式図を見ると、鍼禅の世界は、いやしの道のテッペンに雲がかかり、その上に偉そう

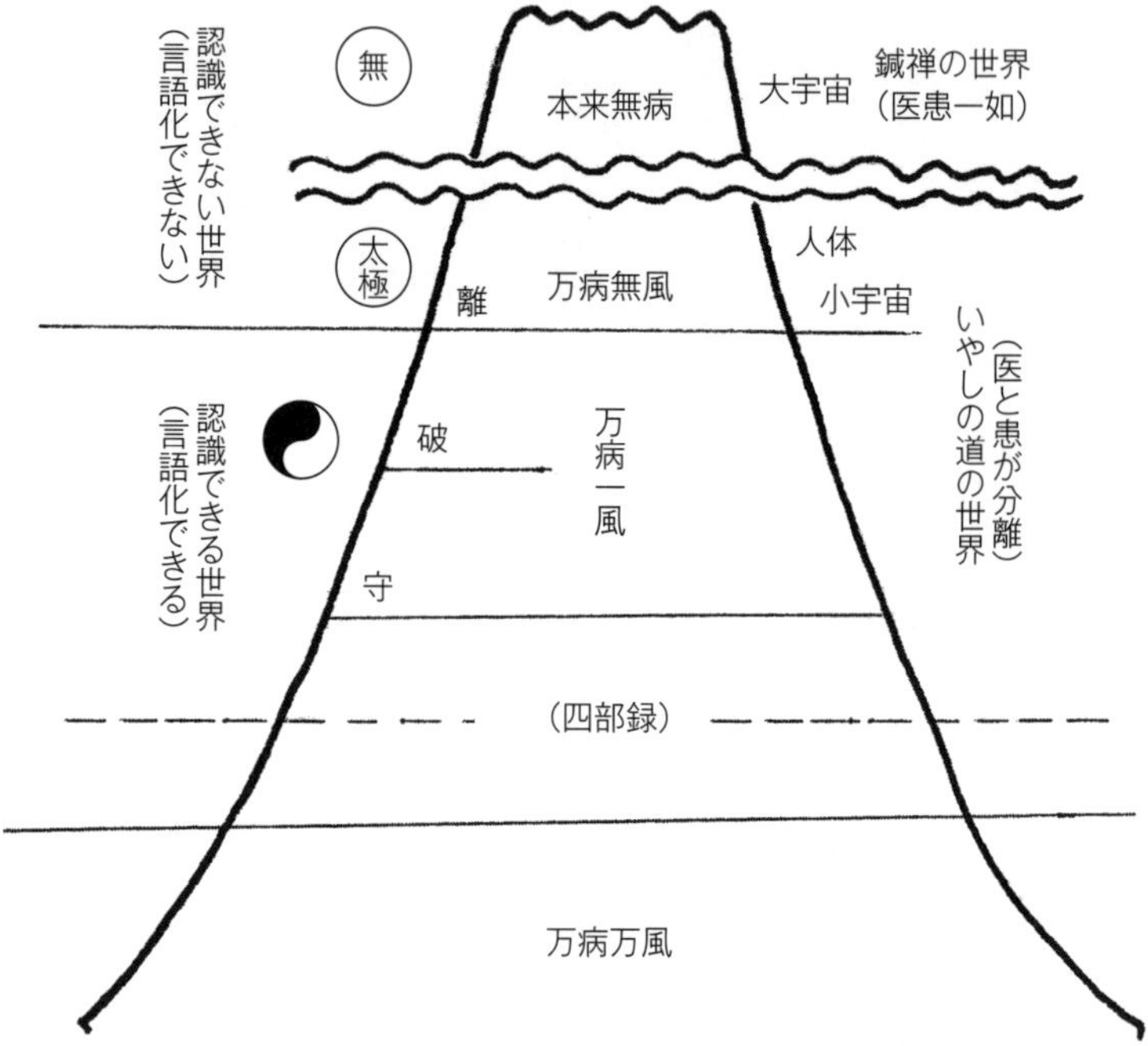
無
本来無病
大宇宙
鍼禅の世界
（医患一如）
認識できない世界
（言語化できない）
太極
離
万病無風
人体
小宇宙
いやしの道の世界
（医と患が分離）
認識できる世界
（言語化できる）
破
万病一風
守
（四部録）
万病万風

図26

に鎮座していますが、実は全く偉くない！　まあ、説明の都合でこのように描くしかなかったのです。

鍼一本を持って患者さんを治療するのは、「いやしの道」で指導している「万病一風的治療」によって行じているので、外面だけを見れば全く同じように感じられるはずです。ただ長年、治療に専念してきましたので、ワザはすっかり手の内に入っているので、あれこれ迷わず、サッサと終ってしまうことが違うのかなと思っています。

ではどう違うのか？「いやしの道」では、いやし手は自分自身のことではなく、患者さんの病気のことや患者さんに対する治療法やワザを学び、そして実践します。言い換えれば、自分のことはそっちのけで、自分以外のことばかりを問題にしていることに気付きませんか。それに対して「鍼禅」では、とくに自分のことが大いに問題になるので厄介です。

鍼禅とはどういうものか？　と初学の門人たちに質問すると、坐禅したスタイルで鍼をするとか、あるいは接心をしたり、寺などで坐禅に通い、そういう気持で鍼をすることなどと答えますが、全く見当外れもはなはだしい答えです。

それは「鍼禅」を一言で表現すれば、「禅の心で鍼をすること」となりましょう。禅というのは、常に心の世界を問題にします。「禅の心」とはいわゆる「悟りの心」と言い換えられます。

では「悟りの心」とはどういうものか？　と問われると全く言葉で表現できません。各個人が自分自身で「悟り」を直覚体験してはじめて、「ああ、そうか！」と納得するというか、肚に落ちる類いのものなので、何も答えずに無言で「ハイ、さらば！」とサッサと去るしかないのです。

しかしそこは居士の強みで、表現できないものを表現して、皆さまの誤解を増やし、悩みの種となるように勝手な意見を述べてみましょう。

(二)　悟りの心

便宜上「悟りの心」を一言でいうと、「純粋無垢な生れたばかりの赤児の感性に、仏の慈悲の教えでリセットした大人の知恵を合わせ持ったもの」となりましょうか。

本来そんな具合に二つに分けたり、説明すること自体がおかしいのですが、皆さんに分かってもらうために方便として一応このように言ってみました。

まず「純粋無垢な生れたばかりの赤児の感性」とはどういうものか？　私の若い時の体験で

すが、とにかく日々熱心に坐禅を行じ続け、ある時に機が熟したものか、突然に自分の身体がカラッポになって周囲に溶け込み、頭もカラッポで何も考えられなくなりました。

この時には一応、ものが見えたり、音も聞こえたりなど、通常の感覚はあったのですが、それらが何であるかについてはさっぱり考えられず、分からない状態でした。これはチッポケな自分がなくなり、周囲に溶け込み、大いなる宇宙と一体になった一種の悟りに似た体験だったようです。このことが赤児とどう結びつくのか理屈を述べてみます。

まず初めに宇宙ありきです。この宇宙は物理学で調べているような宇宙でなく、初めもなく終りもなく、大きさも限りない大宇宙のことです。いつの頃からか知らないですが、ある時から私たちが物質と呼ぶものが生まれ、そのうちにヒトの原種ともいうべきアメーバが生まれ、さらに宇宙のはたらきのままにヒトが誕生し、しだいに種を継続しながら現在只今、眼前に赤児が誕生したと想像してください。

この赤児はヒトとしての部品が完全に具わって生れ出てきます。そのため腹が減れば泣き、満腹になればニッコリして眠り、さらに時が経つと何か見えるらしくキョロキョロとあたりを見回したり、声をかければ振り向くようになります。しかし大脳にはいまだ何も記憶されていないらしく、言葉も話さず、何も考えることができません。実はこの段階こそが、いわゆる坐禅で心身脱落した状態に似ていると思ったわけです。

ところが、この状態は長続きせず、まもなく両親や家族など周りの人たちからさまざまな働きかけがあり、世の中で生き抜くための教育がなされ、大脳にどんどん情報が注入され、記憶し、判断し、考えることができるようになると、言葉も話しだします。

そうなると、しだいに宇宙一杯のはたらきのままの純粋無垢な赤児の心は覆い隠され、ついに全く忘れ去られてしまうわけです。この赤児の心は、誰もが平等に生れながらに授っているのですが、誰も気付かなくなってしまうから問題なのです。

保育園、幼稚園、小中学校に入り、さらに上の学校に通い、社会でさまざまな仕事についたりする中で、生き抜くために厖大な量の情報知識をつめ込み、良し悪しを判断し、どう生きるべきかを考えねばなりません。

そうする中でさまざまな感情も揺れ動き、人間社会の中で思い通りに生きられなかったり、他人に批判中傷されたり、体調を崩したりして、悩み苦しむことも多くなり、不安の日々を送る場合もあるでしょう。私のように、悩み苦しみから何とか抜け出して安心の日々を送ろうと、ご苦労にも坐禅などする人もいるでしょう。

さて次は、「仏の慈悲の教えでリセットした大人の知恵」ということについても述べてみましょう。真正の心身脱落の体験は、いわゆる「無」の直覚体験です。

私たちが悩み苦しむのは、他と比較することから生じます。これは、人間が生き抜くために獲得した大脳による相対的認識により生じます。これに対して「無」の状態を「悟りの心」とすれば、あれこれ判断できないので、絶対的といいます。

私たちが現実社会を生き抜くためには、大脳を使わなければならず「幼児の感性」だけでは無理なのです。人間が大脳で作りあげたあらゆる概念は、全て相対的です。価値観や判断基準が違うと必ず争いが生じたり、悩み苦しみが生じます。

そのような時に禅者はどうするか？　まず判断の基準の根幹に据えるのは、ブッダの教えであり、その中でとくに「慈悲」の教えを主眼とするのだと思います。

私は「悟りの心」というのが、最初は単なる「無」であったものが、しだいにブッダの教えの影響を受けて「慈悲」色に染まり、「宇宙一杯の慈しみの心」と勝手に名付けている「仏性」になるのだと思っています。

ですから禅者は、「大人の知恵」を「仏性」によって価値観や判断基準をリセットして、争いを解決し、悩み苦しみを乗り越えたり、するりと抜け出るのです。

禅では「無」を直覚体験した後、「更に参ぜよ三十年」といわれています。

大脳の中に後天的に詰め込んだ厖大な情報（大人の知恵）がグチャグチャ入ったままで、これらを整理してゆくのは簡単ではありません。「回光返照（えこうへんしょう）」といって生きている中で縁あって出合う事象を全てぐるりと己れの心に回して、内観し、絶えず「仏性」に照らし合せ、心が常にカラリとなるように活作略（かっさりゃく）をはたらかせて、「大人の知恵」を完全に支配し、リセットする作業には長い年月の修行が必要だということです。

（三）飛躍するための鍼の工夫

私は「無」の直覚体験をした後、心下の痞（つか）えがとれて、体型が完全に上虚下実に変化し、心の中もサッパリし、心身共に激変し、自ずと世界観が変わっていました。それまでは自分中心で、自分をかわいがる気持が強かったのですが、大いなる宇宙の側から考え、そこに安心を見い出せるようになってきたのです。

とくに私が心臓病を患っていた時には、いつ死ぬのか怖くてビクビクしていたのですが、「悟りの眼」が開いてからは、私の生命は、永遠無限の宇宙の生命と同時に生かされ生きているという確固たる思いができたものか、肉体の死を受け入れる覚悟をしながら、一日一日を精一杯、悔いのないように生きることで、たまに一瞬不安になっても、かなり心安らかに生きれるようになったのでした。

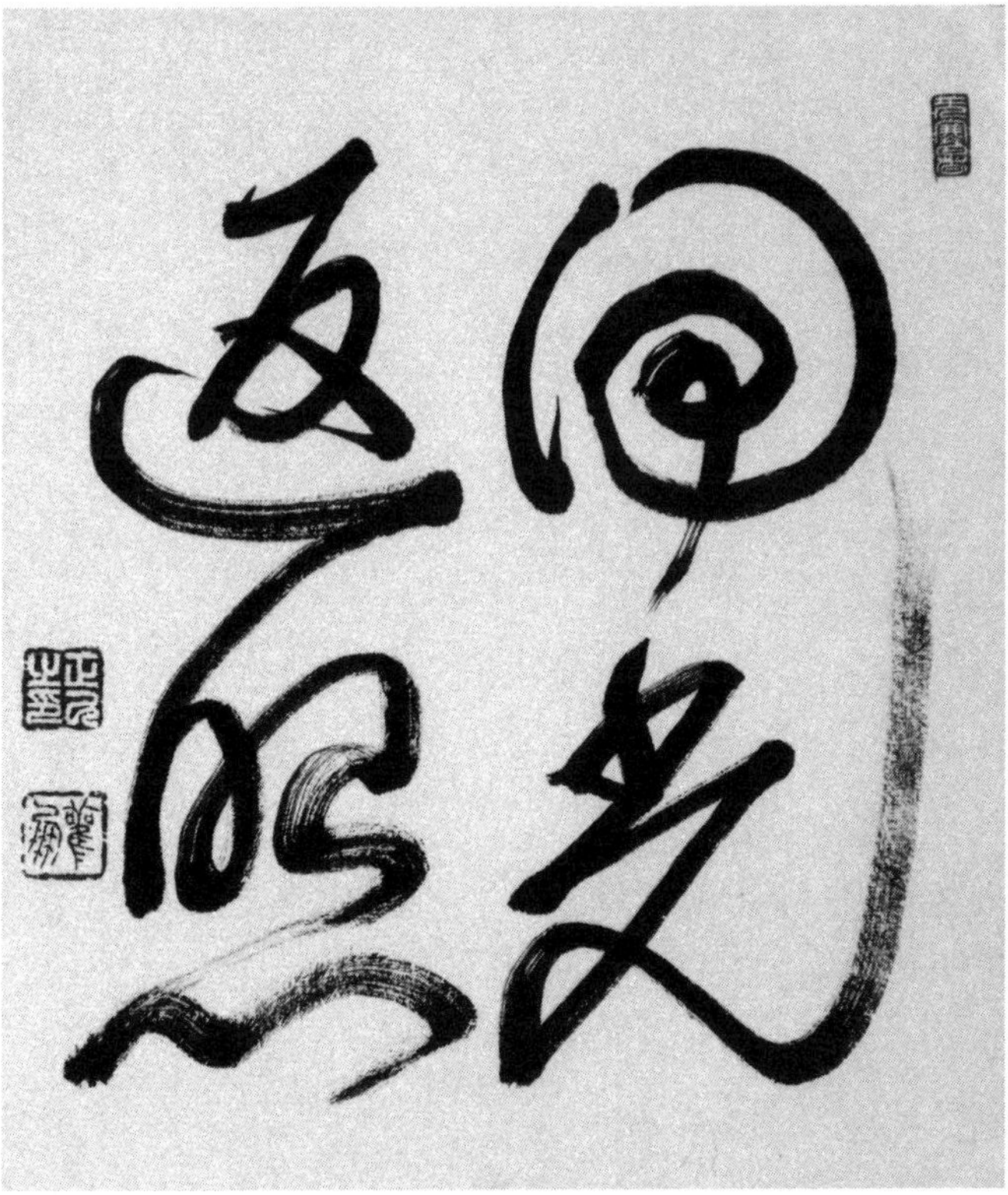

回光返照

これは鍼を持った時にも影響しました。宇宙のはたらきは無常で、常に変化流動するので、生命も、心身も、病も、常に変動してやまない！　と観るようになりました。

それゆえ、鍼を施すにも、どうも長くネチネチとやれなくなり、現在只今の状態に一鍼を下したら、次の一瞬の現在只今の状態に新たな一鍼を下していくという具合に、次々と一鍼一鍼を新たに、しかもグズグズしないで、感じたままに、啐啄同時にスーッと一鍼を下す工夫をしたのです。

自分を「無」にして一鍼を下すと、生命と鍼との微妙なやりとりというか、響き合いというか、応答というか、それが手に取るようによく分かるようになってくるので、鍼を下して、それを感じた瞬間にそこで止め、スーッと上げるだけで、後のことは生命の側で勝手に好ましい方向にはたらいてくれると信じているのです。これこそ「自己をなくし、大いなるものにまかせる治療」なのです。

また「こちら側から何も決めず、定めず、向う側から導かれるように！」する工夫もあります。鍼灸師というのは初学の段階から、「臓腑経絡説」や「陰陽五行説」などからなる論理や法則などを徹底して叩き込まれ、その上に刺法や診断法や証の立て方などをしっかり学んでいますから、患者さんを前にして、いきなりやみくもに鍼を刺し始めたりしないものです。そのため、まず治療方針を自分で決定してから、一鍼を下していくのが普通なのです。

ここでは「こちら側」である自分からは「何も決めず、何も定めず」に、全てのワザを手の内に憶えさせているから、頭であれこれ考えなくとも、身体にサーッと触れて「熱」あれば冷えるように、「寒」あれば温まるように、「虚」していれば気を補うように、「実」していれば気を瀉すように術を施すだけです。

その時、「生きたツボ」に一鍼を下していくのですが、それは患者さんの体内の「毒」から「邪気」が発している部位でもあり、自ずと手がスーッと行き、そこで止まるので、自分が探そうと意識して見つけるのではなく、あたかもそこが「導いてくれる」という表現がピッタリなのです。

ともかく、身体生命の方で何とか正常に戻そうと間断なくはたらいてくれているので、徹底してそれを信じて、うまい具合に一鍼を下しさえすれば、あたかも助っ人が来てくれたごとくに鍼を体内にひとりでに導いてくれるので、それに任せて入れさせてもらい、また身体生命がもう必要ないと感じたなら、勝手に「出て行ってくれ」というように押し出してくれるものなのです。

ですから、自分の方でこうすべきだとか、こうしなければならないと決めつけず、全て手の内にまかせ、患者さんの身体生命に任せてやる工夫を続けていくことが、鍼禅へ飛躍する近道なのです。

(四) 本来無病

修行のかいあって、先ほどの富士山の模式図で描かれたテッペンに辿り着いたら、そこは雪底老師にたまわった「本来無病」の書の境地であり、大宇宙のはたらきのままにある世界であり、いわゆる絶対無の世界です。

これまでは「医」であるいやし手と「患」である病人は、明確に役割が違っており、立場も多くの場合「医」の方が少々上から目線で「患」に対応していますが、この段階では医もなく、患もなく、「医患一如」の世界です。

この世界は、これまで相対的であった全ての事象についても同じです。生もなく、死もなく、「生死一如」であり、健もなく、病もなく、「健病一如」であり、という具合で、心の中も何もなく、常にカラリとしている世界なのです。

確かに迷いもなく、苦しみもなく、悲しみもない、このような理想の世界にいたら、まさしく天国のように素晴らしいと思うに違いないでしょう。

しかしはたしてそうでしょうか？　同様に、喜びもなければ、楽しみもなく、生きがいもないのです。こんな世界にはちょっとの間、滞在するのもよいでしょうが、私はこんなつまらない世界に安住などしていられないとサッサと山を下りて、患者さんたちのいる娑婆に行ってしまおうと思うのです。

（五）施無畏

私は門人たちが開院すると、皆さんに「施無畏（せむい）」と書いた色紙をお祝いにさしあげています。これは「畏れ無きを施す」と読み、いやしの原点と思っています。

世の中には、私が心臓発作で「死にたくない！　死ぬのが怖い！」と苦しんでいたのと同じような人が至るところにおられます。いやし手は、そんな患者さんに手を差し伸べ、気持に寄り添い、時には共に涙し、共に笑いして治療してあげることが最高の喜びであり、生きがいなのです。どうして山のテッペンで一人安住などしていられましょうか。

患者さんの中には、すでに病膏肓（やまいこうこう）に入り、どんな治療を施しても絶対に元の状態に戻らない人もいますし、末期癌などで死を宣告されている人もいます。いくら一生懸命に鍼を施しても、治らない人は治らないし、死ぬ人は死ぬのです。そんな時どうするか？　これも立派な公案でしょう。

病んで初めて気付くことも多いものです。病床に伏していると、自ずと考える時間がタップリあります。そんな時、病んでしまったことを悩み、やりたいこともできずにいることを嘆き、死に対して畏れおののくなどの日々から転じて、充実した納得できる人生を送る、よきチャンスなのだと思います。

これまでに生き抜いてきた人生を省みて、やり残してきたことに思いを馳せたり、悔いが残らない生き方を考えたりする機会となるように、お手伝いもできるでしょう。

患者さんの中には、人生経験豊かな人、教養豊かな人、一芸に秀でた人、多趣味な人、一つのことをコツコツとし続けた人など、さまざまな方たちがおられますが、そのような人たちとお話する時には、いろいろと楽しく有意義なことを聞くことができ、大いに学ぶこともできましょう。


このように必要に応じて、山のテッペンから麓まで、自由自在に登り下りして、「有」になったり、「無」になったり、気持はゆったりとしながらも、日々「いやし」に忙しく生き抜くことこそ、鍼禅の醍醐味なのです。

まあ、意を尽せませんでしたが、このあたりで終りましょうぞ。

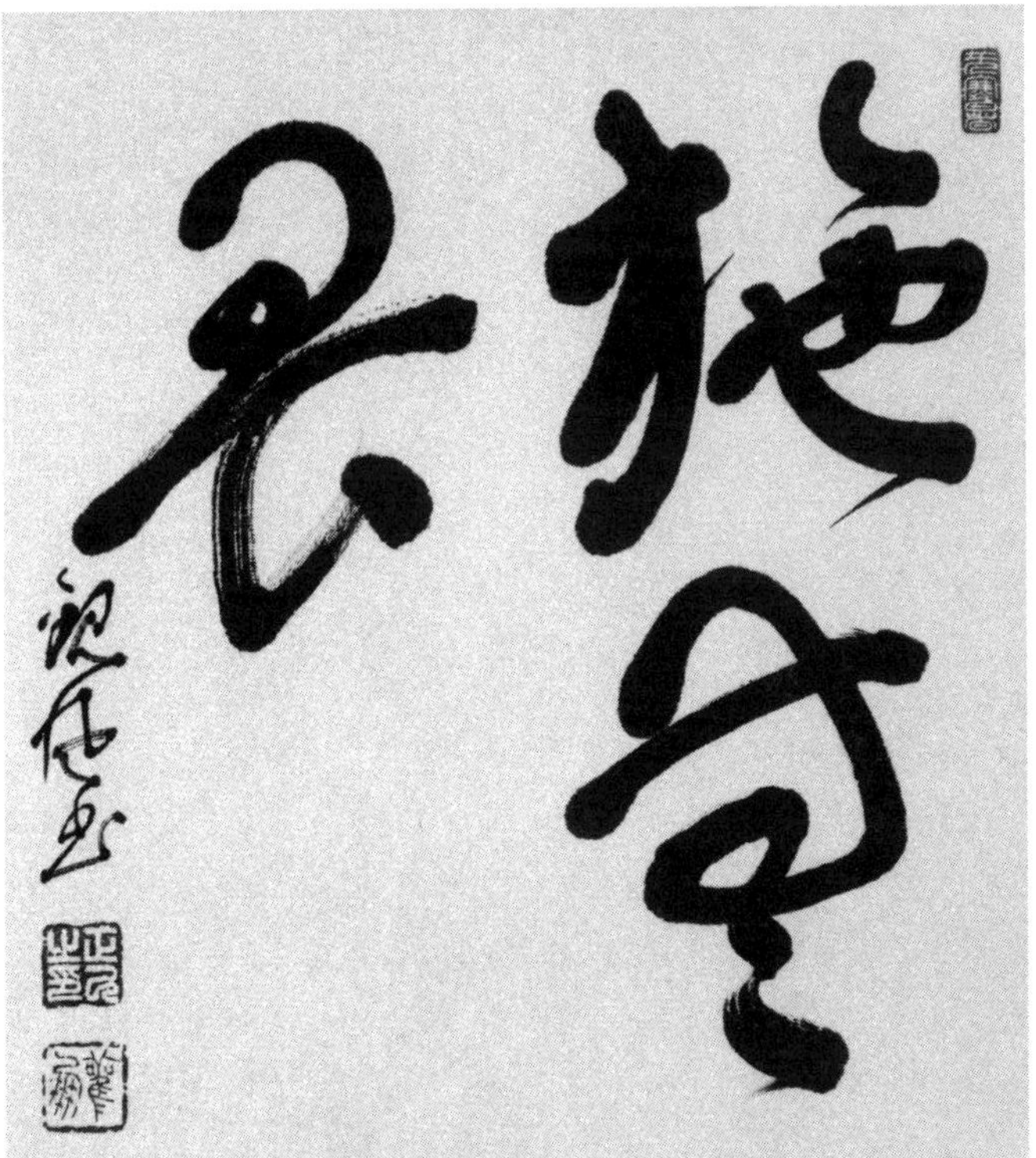

施無畏

第二部　鍼禅一如を求めて

第一章　物理学研究から鍼の世界へ

（一）初めての鍼灸体験

大学時代、硬式テニス部に属し、勉強は単位を取得できる程度にやり、日々練習と試合に熱心に励んでいました。四年生の時、運動部の一斉検診で、医師が首をかしげながら「脈がおかしいから東京女子医大病院に行って精密検査をしてもらうように。今後、激しい運動をしないように」と突然言われたのです。そこで後日、紹介状を持って病院に行き精密検査を受けたところ、心臓が胸膈の半分以上もあり、かなり肥大しているが、他の所見には異常が見られないということでした。それ以後、テニスをせずに、おとなしく卒論や大学院への準備をしていました。

大学院入学を期に、以前から婚約していた幼馴染の女性と結婚しましたが、超貧乏な学生結婚でしたので、好意に甘えて兄夫婦の二階に居候させてもらいました。それから一年も経たない深夜、突然胸苦しくなり、家族が救急車を呼び、病院で手当してもらい、数日間入院して無事に帰宅できたと、後で聞かされました。驚いたことに入院の前後で体質が全く違ってしまったのです。入院前には身体が火のように熱く、冷たい飲料を好んでいたのに、退院後には身体がゾクゾクして寒く、温かいものを好み、ダルくて起きていられない状態に変ってしまったのでした。東洋医学的には陽証から陰証へと激変したわけです。

それ以後、何とか大学に通い、ゼミに参加したり、バイトなども続けていたのですが、ある時、研究室で論文を読んでいると、呼吸が苦しくなるためか、何度も深呼吸しようとする自分に気付いたのです。

そこで呼吸さえ何とかうまくできれば丈夫になれるかもしれないと思い、本屋に行ってあれこれ探したところ、村木弘昌著『万病を癒やす丹田呼吸法』を見付け、一気に読んでみたところ自分でも実践してみたくなり、早速、先生とコンタクトを取ったのです。すると幸運にも次の日、先生宅を訪れて直接呼吸法を教えていただけたのです。

先生はその当時、「調和道協会」の会長をしておられ、「毎月東京の鶯谷駅近くの会場にて例会を開いているので、そこに参加するように」と告げられました。それ以後、鍼灸学校に入るまで熱心に丹田呼吸法を実修したのです。

丹田呼吸を熱心に始めた頃、まだ身体はダルく、時々軽い発作めいた症状が出るので、西洋医学の病院に行って検査してもらうのですが、毎回何ともないと言われ続け、精神科や神経科を勧められ、納得がゆきませんでした。

そんな時、妻が「りっぱな鍼灸の先生を紹介されたので、一度そこに行って相談してみましょう」と言ったのです。私は、この世に鍼灸などというものが存在することも知らなかったのですが、助かりたい一心で、たぶん東京の馬込あたりだったか記憶が定かでありませんが、佐藤栄二先生のお宅まで半信半疑で妻の後をノコノコ付いていったのです。(後になり先生は、仏教学者の紀野一義先生をケアされていたことを知りました)

先生は、私に何も問うこともなく、顔を見るなり、生れて初めて鍼と灸なるものをしてくださったのです。さらに先生は、妻に灸の仕方を教え、私の身体に灸点を付け「毎日、家で灸をし、一ヶ月後に来てください」とおっしゃった。その帰り道、何度も尿意を催し、途中下車をくり返してトイレに駆け込むほどで困ったが、その度ごとに今まで経験したことがないほどに大量の尿が出て、その気持よさを感じ、これは効果がありそうだと実感し、その後も約十年間、妻に灸をすえてもらっていました。

それと同時に、毎日家でも丹田呼吸法を熱心に実修して続けていました。これは正しくは調和息といい、真言宗の僧侶で藤田霊斉という人が高野山などに籠り、修行し悟得したものを、一般人のために工夫し改良した方法で、種々の息法があるのですが、その特徴は、上腹部をゆるめて凹ませ、息を吐きながら下腹丹田に腹圧をかけるのです。当時の私は、胸脇部が硬くて膨満し、下腹丹田が力なくペニャペニャに凹んでおり、上虚下実の理想の姿の真逆であり、大病しても当然だったと思います。

私が調和息を始めた頃には老人ばかりでしたが、私が入会してからは、若い会員も増えてきたので、皆さんに呼びかけて若手研修会を作り、例会の他に独自に集まり、道祖の息法を研究・実修したり、時には合宿をしてドップリと調和息の実修をしたり、仲間同志の親睦を深めたりしたものでした。

すると会員の皆さんは、調和息の他に、ヨーガ、太極拳、気功、岡田式静坐法、操体法、手当療法、剣道、弓道、坐禅など、実に多種多様なことをしていることが分かったのです。とにかく物理学しか知らずに生きてきたので、どれもこれも全く初めて聞くことばかりで、日本的なもの、東洋的なものに目が開き、衝撃的でワクワクする時期だったと思います。

そんな中、会員の一人から白隠禅師の『夜船閑話』や『遠羅天釜』を読もうという話が出て、何とか読み終えた後に「軟酥の法」をマスターするまで実修しました。

さらに他の会員から「岡田式静坐法」の会に誘われ、何度かご一緒しました。これは大正時代の岡田虎二郎が広めた修養法であり、座ブトンに静座してひたすら呼吸法を続けるもので、私が参加した時には、日航の柳田誠二郎氏が指導されていました。


ある時に会員同志が離れたところで、お互いに手の平を向け合い「あっ、来た、来た！」などと言っているので「何をしているのか」と尋ねると「気を感じ合っているのだ」と言う。彼女たちは野口晴哉先生に整体を学んでおり、手当てをして病を治すのだという。私も一緒に仲間に入れてもらい、目に見えないが何か感じる「気」というものを生まれて初めて実感したのです。

そんなこんなの研修会ではさまざまな出合いがあり、病弱で身体の辛い日が多かったものの不思議で楽しい別世界に感じられました。

（二）私の瞑眩体験

そんな日々を送っている間に、妻が毎日続けてくれる灸によって私の身体に異変が起ってきました。灸を開始して一年目には全く熱さを感じなかったのですが、二年目に入ると熱く感じ出し、ある日の朝、洗面所で歯を磨こうと口を開けた途端「何か中から上って来たな」と思った瞬間、茶色っぽくて苦い水のごときものを大量に吐いたのです。通常の嘔吐のように気持が悪くムカムカして吐くのではなく、あたかも水道の水がジャーッと出るように吐いたのです。その後も忘れた頃に何度も起こるようになり、なぜこのように大量の苦い水がどこから出て来るのか？　全く理解できませんでした。

しかし私の実感としては、この苦い水が出てゆく度ごとに、しだいに身体のダルさが取れ、体内が楽になり、時々起こる発作の回数も減り、症状も軽くなる実感があったのです。

三年目に入ると灸が非常に熱く感じてきて「熱い！　熱い！」と叫び、妻に「いつも通りやっているのに、なぜ熱いの？」と言われ、時々口喧嘩になるほどでした。そうしているうちに、以前ほど苦い水を吐く回数も減り、不思議なことに激しい発作はほとんどなくなってきました。

そのかわり別の形の発作が現われ出しました。まず初めに目がギラギラと眩しい光のごときものが現われ、その後に必ず激しい頭痛が起り、最後にものすごく苦い水を少し吐くという症状でした。その発作が起こると、目も見えにくくなるし、頭も割れそうに痛むし、吐くのも以前にも増して苦しいものでした（この詳細については、すでに第一部で解説しておきました）。

このような不思議な現象が続いていた三年間でしたが、調和息は熱心に続けていました。「小波浪息」といい、右手で心下の硬くなっている部位を強くこすり、左手で気海丹田を持ち上げるのですが、何しろあまりにも毎日強くこすり過ぎたために皮膚が破れ、血だらけになったこともありました。

それでも続けているうちに心下がしだいに軟かくなり、下腹部がペニャペニャで持ち上げるべき丹田もなかったのに、少しづつ丹田まで気が入りだして膨らんできたのです。これらの変化は、灸の作用との相乗効果だと思います。

（三）「落ちこぼれ塾」を開く

少し話が戻りますが、佐藤栄二先生の鍼灸治療を受ける少し前に、私たちの生活が大きく変化したのです。兄の家での居候は大変だろうと案じてくれた親が、田畑を処分し、安普請ながら現在地に家を建ててくれたのです。

その頃は大学院の博士課程に進んだばかりで、超貧乏学生のため、「何とか家族を食べさせていかねば！」と一計を案じ、個人指導の学習塾をしようと決心し、一度限りでしたがビラを配ったのです。すると一人の父親が相談に訪れ、「息子にテンカンの持病があり、入退院を繰り返している間にすっかり勉強が遅れ、どこの塾でも受け付けてくれない」という。持参した通知表を見ると、何ともみごとなオール1のオンパレードで、気に入って即刻「どうぞ！」と言ったのでした。

しかし塾をするにも貧乏で机も買えない。そこで部屋の仕切りの板戸をはずし、下に足の代りに家にあったリンゴ箱を置いて机としました。そうこうしているうちに噂を聞いたらしく、朝起きられなくて遅刻常習の生徒や登校拒否の生徒など、他の塾では相手にしてくれそうもない者ばかり集まり、おかげさまで長テーブルが買えたが、世に言う「落ちこぼれ塾」になりました。

教え方は、分からなくなった学年にまで戻り、あせらずゆっくり基礎から勉強させたのです。とくに算数などは、食物やお金を使って原理を教えると理解できるようで、少しでも成績が上がると、喜んで自分から進んで勉強してくれるから楽でした。とくにオール1の子は、これ以上落ちずに上がるだけなので生き生きしていました。

また、この塾の生徒たちは、ほぼ全員に心の問題を抱えているのを感じ、学習の時間の他に心の勉強をする時間を加えたのです。教材として『老子』や『荘子』を選んで話し、生徒一人一人に無理矢理に感想や意見を言わせ、皆に考えさせました。「どうして『論語』じゃなかったのか」と聞かれることがありますが、そんな時には「彼らには向いてないから」と答えています。彼らは、『論語』にあるような、べきべからずの生き方ができないから落ちこぼれるので、それと真逆と言わないまでも異なる価値観でも立派に生きてゆけることを教えたかったからです。

物理学を専門に学んでいたのに、なぜ東洋思想を教材にしようと思い立ったのか？　実はこの点に関して私自身も不思議に感じていたのですが、ある時、ふっと気付いたのです。私は高校二年生の時、無目的で勉強することに嫌気が差して半年間登校拒否になり、毎日市営の図書館に通い、本を読みながら暇つぶしをしていました。

その間に当時ノーベル物理学賞をもらった湯川秀樹博士の本に出合い、直感的に自分が求めていたのは「これだ！」と感じ、次の日から突然学校に行き始め、猛勉強を開始したので、両親も先生も驚いたらしいのです。湯川博士の実家は、東洋思想の学者さんの家系だったらしく、私が読んだ本に「素粒子論の研究にも東洋思想が役立った」と書いてあったので、私自身も若い頃に読んでいたことがあったのです。

(四) 物理学研究からの転身

ところで大学院での研究について話しましょう。私が入ったのは物性物理の研究室で、教授は、当時最先端だった超伝導の理論的研究をし、助教授は、強磁場中での超伝導状態の研究をしていました。それらの理論は、近年になってリニアモーターカーなどに応用されたようです。私自身は博士課程の定められた単位を全て取得したのですが、論文が問題でした。修士と異なり、博士のそれは、テーマを自分で決定し、研究室のゼミの時に発表して、皆さんと議論し、検討し、さらに問題点が生じると教授にアドバイスをしてもらうのが通例です。

ところが当時は全国的に学園紛争の真っ只中で、とくに私の研究室の真ん前が活動家の本部であり、毎日大音響でアジ演説をし、ヘルメット姿の学生たちが大勢で廊下を占拠しているので、室にも入れず、とても研究などできる状態でなかったのです。そのためゼミは校外の喫茶店などでやっていたのですが、しだいに教授にも会うのが困難になりました。

論文の内容には触れませんが、数式を三重積分する計算をコンピューターでやる段階で行き詰ったのです。当時のコンピューターは真空管を使っていたのでビル一棟分の巨大さで、データをパンチで入力したカードを山のごとく積み上げて依頼するのですが、いつももう少しのところでエラーになったのです。

そうするうちに、学園紛争もますますエスカレートしてゆき、私自身もいろいろ考えることも多くなりました。とくにアインシュタインや湯川博士たちが、核戦争の危機に科学者が社会的責任を果すことを訴えた「パグウォッシュ会議」の声明に強く影響を受けました。私の専門であった理論物理学で宇宙の真実を解明しても、世の中に出る時には戦争などに悪用されてしまう、そんな現実を真剣に考えるようになったのです。

そのような時に鍼灸の世界に出合い、また東洋的な養生法を実修して、みるみる身体が元気になっていく現実を感じて、「自分はいったいどのような道を歩むべきか?」と大いに迷ったのです。

私の中には「苦い水を吐き続けたことでなぜ心臓病が治っていったのか?」の疑問が強くあり、これを何とか解明したいという欲求と、さらに、死にたくないの一心の方が勝って、鍼灸の道に進もうと思うようになったのです。

この気持を友人や同僚に話しても、「おまえがそんな仕事をやる必要はない。そんなばかなことをするな!」と全員に猛反対されました。当時の社会においては、鍼灸に関しては、盲人の按摩さんが路地裏の長屋などでひっそりとやっているイメージで、社会的にも低く見られていたので当然だったのかなと思います。

ただ一人、妻だけが「やってみれば！」と言ってくれたので転身が決断できました。それからが大変！　論文を何とかケリをつけたいと思い、エラーの原因になっていた三重積分の数式を簡略化して二重積分にし、何とかでっちあげ、教授に郵送したのですが、はてさて、どうなりましたことやら。何しろ私の行く末を案じて大学の助手のポストまで世話してくださったのに、それを蹴って、こともあろうに鍼灸の世界などに転身すると言ったのですから！

そんなこんなで、日本、いや世界一の鍼灸の先生にならなければ、皆さんに顔向けできないぞと、強い志を持って新しい世界に足を踏み入れたのです。

第二章　鍼禅への道

(一) 鍼灸専門学校入学

念願が叶い、無事に東京四谷にあった東京高等鍼灸専門学校の本科に入学し、三年間の新たな学生生活が始まりました。その初日のオリエンテーションの時、二人掛の机の隣に座ったのが、何と雲水姿の若い僧だったのです。

そこで私が「白隠さんを知ってますか?」と尋ねると、彼は「私は白隠の流れをくむ臨済宗の僧侶ですからよく知っていますよ」と答えたのです。それで私が以前『夜船閑話』や『遠羅天釜』を読んだことなどを話したりしているうちに急に親しくなり、その後の三年間の学生生活を一緒に学び、行動することが多くなったのでした。

希望に満ちて入学した学校の様子はどうであったかといえば、イメージしていたものと全く異なり、授業は解剖、生理、病理などの西洋医学の知識を詰め込むことが大半を占め、東洋医学についてはほんのチョッピリで、一年生の時には鍼の実技などもなかったのです。

その上、私が疑問だった「苦い水を吐き続けたことで心臓病がなぜ治っていったのか?」の理由を先生たちに質問しても、誰一人として分からなかったのです。そうした失望感は、雲水の彼も同じだったらしく、自分たちで東洋医学の古典を読もうということになり、私が学習塾の仕事がない時に、我が家か、彼の寺かどちらか都合のよい方でやることにしたのです。

鍼灸の古典は全て漢文で書かれています。現代では分かりやすい解説書が数多く出版されていますが、当時はほとんどテキストがなかったので神田の本屋街に行き白文の原書を買ってきて読みました。物理学をやっていた頃には、テキストや論文は全て英・独・仏・露などの横文字でしたが、今度は返り点もない縦書きの白文です。私は全く解読できなかったのですが、僧侶の彼が漢文に慣れておりスラスラ読めるので、辞書を引きながら彼に教えてもらい解決していきました。

不思議なことに、初めは最初の一行読むのに三日もかかったのに、数ヶ月後には英語を読むごとく、返り点がなくとも、上からスラスラ読めるようになりましたが、目の動きが、左から右でなく上から下に急に変ったので乱視になってしまったのでした。

鍼灸の原典は『素問』『霊枢』『難経』の三冊が代表的なものです。それ以後に著されたものは、ほとんどがこれらの孫引きなので、とくにこの原典だけを集中して読みました。これらの書物は、農耕その他の生活に役立てるために天地自然を細かく観察し、その法則性を見い出し体系化した易の原理を、人体生命に応用して書かれたものです。

古聖賢たちが病で苦しむ人たちを何とか楽にしようと、鍼灸によって治療した体験を後世の人たちに長く伝えるために、詳細に観察し人体を小宇宙と観て、「陰陽五行説」や「臓腑経絡説」に体系化し、治療に役立つように書き残してくれたわけです。

(二) 福富雪底老師との出会い

ところで禅僧と仲良くなってすぐのことですが、彼は「禅に興味があるならば今日、寺で坐禅会があるから来てみないか」と言うのです。「行ってみたい」と答えると、「じゃ付いて来てくれ」と言い、足早に帰路についたので、私も後れないようにし、東京練馬にある広徳寺に到着。すると彼は、私に結跏趺坐の坐り方だけ教えて「あとは叱られながら覚えろ!」と言っただけでサッサと消えたのです。

仕方なく禅堂に足を一歩踏み入れた途端、「どっちの足から入っとるんじゃ！」「合掌して歩け！」「畳の縁を踏むんじゃねえ！」「お辞儀してから坐れ！」「もぞもぞ動くんじゃねえ！」と矢継ぎ早に怒鳴られ、さらに「真っすぐ坐れ！」と、警策でバシバシ叩かれたのです。

その後の食事の時にも「食器を持って食え！」「ガチャガチャ音を立てるな！」「タクワンの音をたてずに食え！」「早く食え！」と叱られ続けた。

これだけ怒鳴られると、普通ならば坐禅など嫌いになりそうですが、私には坐禅の修行が運動部の指導法に似てるんだ！　と思えて、何か妙になつかしく、不思議なことに親しみが持てたのです。

それから数日後、寺に泊った時、彼が「老師に会わせてやる」と言う。彼に案内されて室に入ると、老師は抹茶を一服点ててくださり、私のことを頭のテッペンからつま先までジロリと一瞥された。私が「坐禅すると何かの足しになるのですか？」と問うと「何の足しにもなりゃせん！」と答えられた。

さらに数日後に老師が「あんたは何を勉強しているのじゃ？」と問われたので、私は「鍼灸を学んでいます」と答えたところ、即座に「では鍼禅をやりなされ！」とおっしゃった。この一言が、私の一生を貫ぬき通したとは、その時には夢にも思いませんでした。

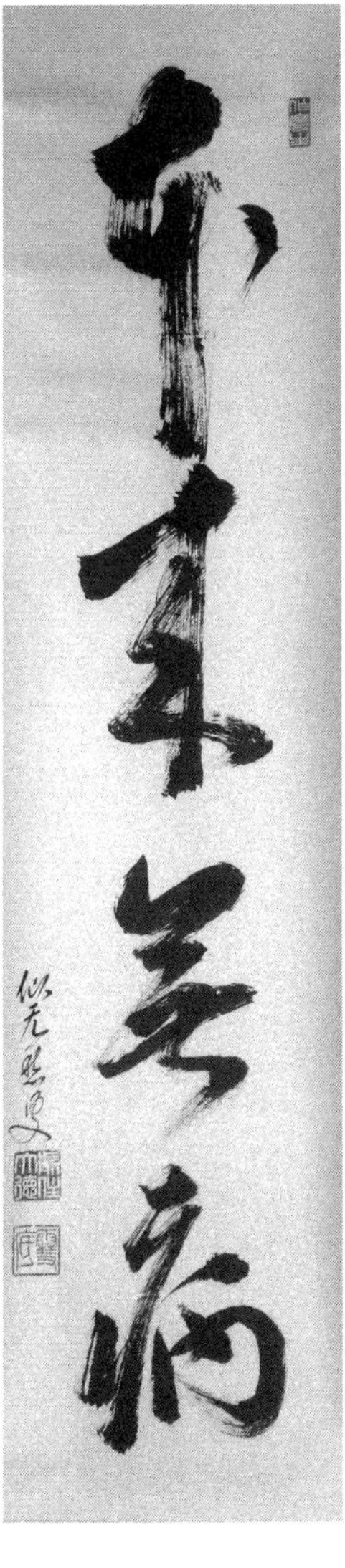

本来無病（福富雪底老師墨跡）

次に再び寺を訪れ、お茶を一服いただいている時、老師が「これを書いておいたから、あんたにあげよう」とおっしゃり、「本来無病」という書をたまわったのです。この時以後、私には重たい二重の公案との闘いが始まったわけです。

学校終了後、彼と一緒に寺に行き、泊る機会も多くなりました。寺では、夕方には各自与えられた役目で忙しく、それが食事終了まで続きます。私も典座助手をしたり、薪割りや風呂焚きなどを手伝い、朝にはお坊さんたちとともに四時頃に起床し、朝課（読経）、坐禅、作務、粥坐（朝食）と行事に参加し、その後に茶礼をしてから、彼と一緒に学校に通ったのです。寺に大きな行事がある時にも手伝い、さらに夏季や臘八などのさまざまな接心にも必ず参加するようにしていました。

そんな中で老師がお暇な時に、私に「お茶を一服点てるから部屋に来なされ」と声をかけてくださる。床の間のある方丈（老師の部屋）に行き、菓子と抹茶をいただくと、まず床の間の墨蹟（禅僧の書）を指差して「これは何と読む?」とくる。

当時はまだ筆禅道に参じていなかったのでサッパリ読めない。老師に読んでいただき、私が「どういう意味ですか?」とお尋ねすると、「坐れば分かる!」とおっしゃるだけ。

その後、学校のこと、私の家族のこと、坐禅のこと、社会情勢のことなどを話題にして話が弾むのですが、時折、老師は「どう思うか?」と私に問い、私が「あの本にはこう書いてありました。あの人はああ言ってました」などと答えれば、老師は「禅は理屈なしじゃ!」「あんたの意見を言え!」「あんたが体験したものを持ってこい!」とおっしゃり、サッサと隣の部屋に消えてしまわれるのでした。

ところで彼と二人で熱心に解読していた古典も数ヶ月経つとスラスラ読めるようになり、意外に早く内容の全貌が把握できたのです。鍼灸の体系は論理的に確固として隙がなく、分かりやすいのですが、私には気に入らないというか馴染めなかったのです。その一番の理由は、私が体験した「苦い水を吐き続けて心臓病がなぜ治っていったのか?」の理由がどこにも記述がなかったからでした。しかし、その後すぐに運命的ともいうべき出合いが起こったのです。

(三) 吉益東洞と葦原検校

数日後、彼は隣の専科のクラスに在籍する薬剤師の女性から一冊の本を借りて来たのです。彼女の師は荒木正胤先生といい、曹洞宗の僧侶でしたが、病弱だったため、幼少から灸治療を受けて元気になられたのが縁で鍼灸師の資格を取得し、深く日本古方漢方をも研究され、多くの病者を治された人でした。

その本は、『漢方問答』といい、正胤先生が『大法輪』に長年連載されたものをコピーして一冊にまとめたもので、漢方・鍼灸・養生の世界について、実に詳細に解説してあり素晴しいものでした。私の弟子には、必ず真っ先にこの本を読んでもらっていました。

この本を読んで、私はとくに日本古方漢方の祖である吉益東洞に興味を引かれました。東洞は江戸中期の人で、若い時に中国の論理的な歴代の漢方書を読破し、それを患者さんに処方しても全く効果がないため、後漢時代の理屈がほとんどない『傷寒論』『金匱要略』を研究し、それらを実際の臨床で確かめたところ、その記載が真実であることを体験できたのです。その上で彼は『傷寒』『金匱』の中に少しある理をも一切削り落し、直接に目で見て、耳で聞き、手で触れて処方できる独特の体系を創成したのです。

そこで再び神田の古本屋街に出かけ、『傷寒』『金匱』と『東洞全集』を購入してきました。それによれば東洞は「全ての病は体内にある毒が原因で生ずる」という「万病一毒説」を唱え、さらに「薬、もし瞑眩せずんば、その病は瘉えず」とも述べていました。

「瞑眩」というのは、薬の作用によって体内に存在している毒が体外へ排出される時に起こる現象で、臭い汗が出たり、吐いたり、下したりなどして、こんな悪そうなものが体内に存在していては、いかにも有害だろうな、と思われるものが排出されるのです。その時は結構苦しい思いをする場合もありますが、排出後には必ず病が快方に向かうので、誰でもよく分かると思います。

この一句との出合いが、長年、私の心の奥にあった疑団を一気に氷解してくれたのです。私の場合を考えてみますと、毒は口中や食道内部をジリジリ焼くような苦くて酸っぱい茶色の液体（水毒）であり、これが心臓周辺の組織に大量に沁み込み、刺激伝導系に悪影響を及ぼし、不整脈発作を頻繁に起こしていたわけです。

それに対して長年、鍼灸治療を続けたことで生命力が増大し、沁み込んでいた水毒が少しずつ胃の中に戻り、さらに食道から口へと溢れ出て、吐き出すという瞑眩現象が起り、何度か繰り返しているうちに、しだいに治癒していったのだと理解できたのです。

東洞は「理論一切無用なり」といい、老師は「禅は理屈なしじゃ」とおっしゃる。何か妙にマッチし、それ以来、東洞に惚れ込んでしまい、ついに湯液（漢方薬）の本である『傷寒論』に基づいて鍼をすれば、鍼禅の世界に近づけるのではないかという思いに至ったのです。

それ以降、寝ても覚めても『傷寒論』を研究し、鍼治療とどう結びつけたらよいか？を考え、閃めいては家族や学友や学習塾の父兄などに実験台になってもらいながら工夫を続けたのですが、どうしても納得がいかない点があったのです。それは、東洞が「毒」という目に見えるものに注目するのに対して、鍼では目に見えない「気」を操作するので、全く観点が違ったからでした。

そのように悪戦苦闘している時、幸運にも葦原検校の『鍼道発秘』との出合いがあったのです。検校は江戸中期の人で木曽義仲の末裔でしたが、幼少の時に病で盲目となり、鍼灸を深く研鑽し、ついに将軍の侍医になったという。

『発秘』の余論に「およそ鍼は万病一邪とこころうべし。何れの病にても、我が手の内の術さえいたらば一兪（ツボ）を刺して癒ゆべし」とあったのを見て、歓喜したのを憶えています。これこそ漢方（湯液）の「万病一毒」説に対する鍼灸の「万病一邪」説なのでした。

この当時はまだ学生でしたが、前章でも話したように、入学前にすでに呼吸法の仲間たちと気の遊びや手当てのようなことをしていたので、邪気もよく分かり納得できたのです。それで『発秘』を読み、患者さんへの臨床の中で親試実験しながら研究してゆく間に、急速にワザも上達し、毒と邪の相関性にも気付き、さらに鍼をすることで瞑眩が起こる回数も多くなったのです。

そうこうしているうちに国家試験も終り、卒業の時を迎えました。例の雲水に「卒業後はどうするのか」と聞いたところ、それには答えず、彼は「これからはもう寺に来ないでくれ」と言う。「どうしてか?」と問うても、「とにかく来ないでくれ!」とだけ言い残してサッサと帰ってしまったのです。

私は開業のために治療室を増築する準備などで忙がしく、気にはなっていたのですが、あえて寺に行かずにそのままにしていました。開業したばかりの頃は暇だろうと思ったら、何の宣伝もしないのになぜか患者さんが多く来院するので、不思議に思って尋ねてみたら、何と「おちこぼれ塾」の父兄の人たちが、あちこちでクチコミの宣伝をしてくださっていたのでした。

卒業後には「荒木正胤先生に弟子入りしよう」と心に決めていたのに、何とほぼ同時期に亡くなられたと聞きショックでした。仕方なく先生の門人の中でも高弟の方数人にお会いしてみましたが、私の意に適わず、そこで「今後は自分一人で苦労しながら鍼禅の世界を極めてゆこうぞ!」と心に誓ったのでした。

患者さんが多くなったので、多種多様な患者さんの状態に合わせて、これまで学んできた多種多様の鍼を使ってみようと、長短、太細、金銀ステンレスなどの他、打鍼(だしん)、小児鍼、三稜鍼(さんりょうしん)、員利鍼(いんりしん)などを、四世神戸源蔵氏に注文して製作してもらい、臨床の場でも試させてもらい、効果が出るように工夫、努力を続けたのもこの頃でした。

そうこうしているうちに、これら多種多様の鍼を用いなくとも、悪血を取る三陵鍼は別として、寸六三番の鍼一種類だけで、各種の鍼と同じ味わい、同じ効果が出せるようになり、これ以後は、この一種類だけで治療するようになりました。これこそ東洋的というか禅的というか、多が一に帰結できた例だと思っています。

卒業後一年経った頃、再び広徳寺を訪れ、老師にお会いして彼のことを話すと、「あんたと同じで、ワシも切られてしまったぞ！」とおっしゃられた。卒業式から寺に帰った後、彼は老師に散々悪たれをつき、寺を出て行き、行き先も分からないという。「ワシもあんたに聞こうと待っていたんじゃ！」と豪快に笑っておられた。

その時、抹茶を一服いただきながら老師の顔が異常に黒く浮腫っぽいのが気になり、「鍼治療を受けられたことがありますか?」とお聞きすると「あるぞ！　ただ寺に来てくれた先生が亡くなり、それからは受けていないんじゃ！」とおっしゃられた。そこで「私にやらせていただきますか?」とお聞きすると、ジロリと私を一瞥し「それではやってもらおうか！」と答えて次の間に行かれた。

次の間から「どうぞ！」と声があり、室に入ると、老師が蒲団に横になっておられた。早速、通常のごとく診察をしようと思い、「どこか具合の悪いところはございますか?」と質問すると、いきなり「禅をやっている者が、いちいち患者に聞かなきゃ分からんようじゃダメじゃ

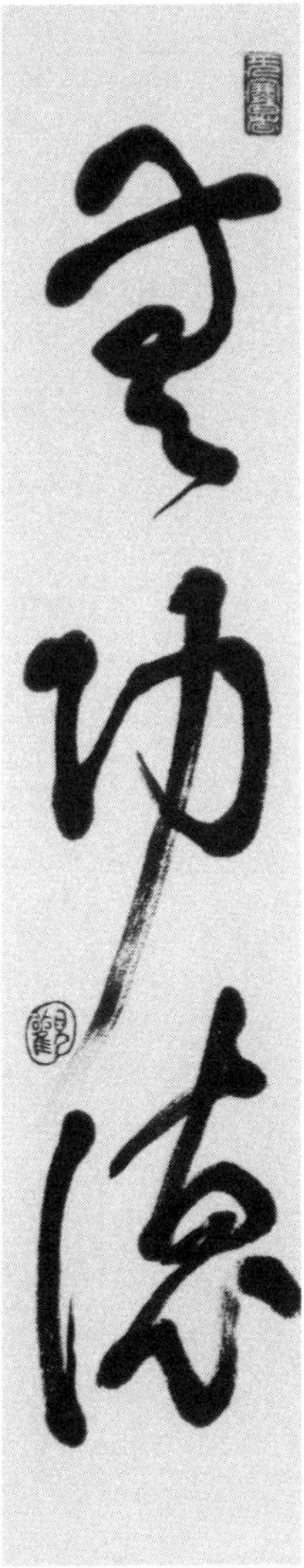

無功徳

ろ！」と一喝されたのです。思わず冷や汗が出たが、気を取り直し、脈診をしたら、あまりにも強く太い病的な脈だったのです。

これ以後、老師が八十四歳で逝去される前日まで、約二十八年間治療させていただくことになるのですが、七十七歳の喜寿を迎えられた時まで絶対に「ありがとう」とおっしゃらなかった。これは、老師が自分から治療を頼んだのではないし、実験台になって弟子を鍛えてやろう！という慈悲心からの態度であったのだと、ある時期気付いたので、それからは「無功徳」の修行をさせていただいていると思って治療を続けていました。

（四）万病一風の体験

そのすぐ後の臘八接心に参加していた時、禅堂の窓が開けっぱなしのため、寒風とともに小雪が吹き込み、虚弱だった私はカゼを引いて体調を崩したのです。あまりにもセキが出たので直日（じきじつ）から「室に帰って寝てろ！」と言われ、別室で休ませてもらった。

次の日、老師が室まで来てくださったので、このまま坐禅を続けることに死の不安があることを訴えると、老師は「ワシもそういうことがあったぞ。千仞の谷に飛び込むようで不安だろうが、いざ飛び込んでみると敷居の高さくらいしかなかったと分かるもんじゃ！　そのままここで休んでなされ」と言って出てゆかれた。その言葉に勇気をもらって何とか接心を乗り切れたのです。

次の日には天気が回復してポカポカ暖かかったので、休んでいた室を開け放して坐っていた時、一陣の突風が吹き、その瞬間ハッと何か永遠なるものに触れた気がしたのです。

坐禅ではシャカやダルマや老師の教え、古方漢方では扁鵲（へんじゃく）や仲景や東洞の教えなどを、現在只今ここで私が学び、さらに病める人体に一本の鍼で治療することが、一陣の風に触れた瞬間に、これら過去の聖賢たちの教えが、時空を越えて、今ここに吹いてきた風として、目に見えないが感じられる象徴として受けとめられたのでした。

その体験により、それまで悩んでいた「毒」と「邪」が一つにならない問題も一気に解決しました。すなわち我々人体生命は、宇宙の不可思議で常に変化流動するはたらきによって活動しているわけですが、人体にとって不都合で目に見えるものである「毒」と、目に見えないはたらきである「邪」は、この宇宙のはたらきの一面としての「風」によって統一できると閃めいたわけです。

それはまさに私の「万病一風」の体験でもあり、号を「観風」とした時でもありました。その体験を老師にお話したら「その体験を悟りと勘違いしちゃダメだ。もっとしっかり坐り続けなされ！」と釘を刺されてしまったのです。いやはや！

この体験でもう一つ不思議なことがありました。『傷寒論』の各条文の内容をしっかり記憶していたのですが、以前にはそれぞれがバラバラに感じていたものが、この体験以後には条文の背後というか、その裏側に大いなる宇宙のはたらきというか、変化流動する「風」があって、その「風」の一つの状態を各条文が示していると感じたのです。それにより『傷寒論』の内容の把握の仕方も全く異なり、より深いものになりました。

一般的に開院してすぐには患者さんも来ず、暇をもてあますものですが、何しろ「落ちこぼれ塾」の父兄の皆さんが、勝手にクチコミで宣伝してくれたおかげで、それなりに患者さんが来てくれました。

まだ虚弱であり、一人を治療するのに時間もかかったので、邪毒の多い患者さんの場合には突然に目がギラギラし、疲れて寝込んでしまうのです。せっかく予約して遠方から来院されたのに「寝込んでしまい、急に治療できなくなりました」とお詫びし、お帰り願うのが申し訳ないと、妻が「私も鍼灸の免許を取りたい」と言い出したのです。それで急ぎ調べてみると、たまたま十月に入試がある鍼灸専門校が見つかり、願書を提出し、運よく合格し、通い始めるという何とも忙しい日々でした。

そのすぐ後のこと、来院した患者さんが「接骨院で鍼をしてもらったら、よけいひどくなった」と言う。さらに「その先生はテキストを見ながら服の上からズブズブ鍼を刺して痛いし、治療後にかえって痛みが増した、と友人に話したら、ここを紹介してくれた」と言う。

その後も同じような患者さんが数人来院したので、当時ツッパッていた私は「本当の鍼治療を皆さんに知ってもらおうぞ！」と変な気を起こして、急遽、駅前近くに家を借りて、そこで治療を開始したのです。

駅近くは来院しやすいのか、あるいは噂が広がったものか、患者さんが急増したのです。妻が学校に通っていたので助手もおらず、受付の対応や灸も自分一人でせねばならない。そのため電灸器を購入したものの、それでも患者さんをさばき切れなかったのです。

当時は、一鍼ごとに確認しながら治療していたので、一人に時間がかかり、ヘトヘトになって、とてもあれこれ考えている暇もなく、そのうちにどうしたのやらも分からなくなり、何人かを治療したらしい後に、突然「ありがとうございました！」と大声で言われ、ハッと我れに返ったのでした。その時を境に自分の鍼が全く変ったのです。

すなわち、あれこれ考えずとも、ただ悪そうなところにチョンチョンと鍼をしてゆけば、治そうとしなくとも勝手に治っていってくれる！　と肚に落ちた瞬間でした。これがたぶん初めての「鍼による『無』の体験」だったと思います。

この頃、約七年間続いた「おちこぼれ塾」も、全員が大学生になり念願を果したので閉塾し、治療に専念することになったのでした。

第三章　無為塾時代のこと

(一) 無為塾の始まり

妻が鍼灸学校に通い出してからしばらくして、突然一人の青年を連れて帰宅し、「彼が弟子にしてほしいんだって」と言ったのです。「私は開業して日も浅く、とても弟子を持つには早すぎるのでお断りする」と返事したのですが、彼は何度も頭を下げ「ぜひお願いします」と粘るのです。

妻が「弟子にしてあげれば！」と決断を促したので、彼に「私は鍼禅の道を極めようと日々悪戦苦闘している段階だ。一応、鍼の方は患者さんを治せるようになったのだが、禅の方はまだまだ未熟で必死に取り組んでいるところなので、弟子になりたいなら君も一緒に坐禅に励むか？」と問うと、彼が「やります！」と答えたので、思いがけず弟子を持つ羽目になったのです。

彼は二十代前半の青年で、鍼灸学校に入る前は千葉県習志野にある空挺部隊に所属していたという。広徳寺の禅会だけでは少ないと感じていた時期でもあったので、暇をぬすんであちこちの禅会に一緒に行きました。

そんな折、どこで聞いたものか、大森曹玄老師の鉄舟会で参禅しているという二人の青年が、突然我が家を訪れ、「鍼を教えてほしい」と言う。彼らは坐禅を熱心に行じているが、鍼灸の免許はないという。弟子の教育も考慮し、一計を案じ、「もしどこかに坐禅のできる研修所を借りられたならば、そこで一緒に合宿をし、その時に教えるので場所を探してください」とお願いして帰ってもらいました。

すると後日、彼らから連絡があり「千葉県にある青少年研修所が借りられました」という。そこで彼らと相談し、さらに知り合いに声を掛けて参加者を募り、三泊四日の合宿をすることになったのです。

当日、会場には七〜八人が集まりました。彼らは坐禅をすることが共通ですが、それぞれ直心影流や立身流の剣道、合気道、新体道、ヨーガ、太極拳、筆禅道などを日々鍛錬している若者たちでした。いずれも同世代で世間離れした猛者で、私一人が軟弱無力だったのです。

会場は大木琢堂老師の両忘禅庵の敷地内にあり、百人以上も坐れる超巨大な禅堂でゆったり坐りました。朝課の時、一人でお勤めしようとしていた当番の僧が読経を始めた瞬間、皆が経本もないのに大声で唱和し始めたのでビックリして後を振り返ったのです。

それ以降、急に私たちへの待遇が変り、坐禅の時には指導担当の直日（じきじつ）が前を、助手が後を挟みうちに巡警し、ちょっとでも眠ったり、動いたりすると、破鐘のごとき声で怒鳴り、警策の打ち方もすごく厳しくなったのです。しかし研修のための場として無料で広い室や武道場を貸してくれたり、夜になるとこっそり台所でもてなしてくれたのは、ありがたいことでした。

参加者は全員その分野で次世代の担い手となれる逸材なので、合宿初日は自分の得意とするものを全員に披露してもらいました。私がそれまで出合ったこともないものも多く、日本や東洋の文化の一端に触れることができて、大変興味深くて楽しいものでした。

次の日からは、私が午前と午後の二回受け持ち、鍼と灸を指導し、他の研修時間は約四十五分でそれぞれ得意なものを交代で全員に指導しました。身体を激しく動かすものと、ほとんど動かず静かに行ずるものを交互にやったのですが、虚弱な私には皆さんが気を使って指導してくれていました。

そのような研修会を年数回、二年間ほど続けた時、参加者の中から数人が「鍼灸の学校に行きたい！」と言い出したのです。皆さんは超貧乏な人ばかりでしたが、学費は何とかするが、生活費はバイトをして稼ぐという。

しかしバイトをしながら学校に通うのでは、私の教えを学ぶチャンスもないだろうと思い、妻に相談したところ「自分たち家族がどこか近くに家を借りてそこに住み、我が家を解放して修行する場にしたらどうか」と言ってくれたのです。そこで急遽、家を探し、子供たちの転校手続きなどをし、彼らが卒業する三年間の約束で別の場所に引っ越し、これを期に我が家の治療室の上に増築して少し大きな部屋を作ったのです。

いよいよ「無為塾」の始まりです。塾生は二階で寝起きし、一階は台所付きの板の間の室で食事をし、坐禅や筆禅道をしたり実技稽古をする場の他に、堀ゴタツのある畳の部屋を勉強会やミーティングをする場としていました。常住は四～五人で、時々数人の出入りがありました。家賃はもちろん水道、光熱費なども取りませんでした。

当時、塾生同志で月一万円を出し合い運営し、典座も当番制で交代でやっており、他はほとんど僧堂の作法に準じていました。当時の資料を調べてみると、全員が参加すべき日課は次のごとく書いてありました。

午前五時、開静・アーサナ・打坐。六時、筆禅道・清掃。六時半、粥座。七時半、茶礼。十二時、斎座。午後六時、薬石。九時、打坐。十時、解枕。

この他にもさまざまな行事がありました。広徳寺の塔頭(たっちゅう)である上野の宋雲院の坐禅会に月一回雪底老師が提唱されるのに合わせて、夕方早くから会場をお借りして研修会を行い、塾生はもちろん、他の鍼灸師たちも参加し、『傷寒論』を講義し、実技の稽古をし、茶礼をした後に全員で坐禅会に参加するのです。研修会に初めて参加した人は、大抵「次回も必ず来ます！」と言うのですが、坐禅がキツイのか、ほとんどの人が次の回から顔を見せないのが不思議でした。

「無為塾」を開くことを老師にお話したところ「出来のよいやつばかり集めるなよ！」と釘をさされました。その時にも「出来、不出来を越えたところに禅があるのだな」と感じたものでした。

曹玄老師に参禅していた二人が、塾の中心メンバーでした。そのうちの一人が塾頭になってくれました。他の一人は、埼玉県にある禅寺の長男でした。他の参加メンバーには、東大大学院で児童心理学を研究していた学生で合気道をしていた人。彼は一年で退塾し、曹洞宗の安泰寺で修行し、後にアメリカで布教活動をし、現在では世界的に活躍している。さらに大企業で若者の教育に携わっていたが、縁あって東洋医学を学ぶために入塾した人。彼は坐禅が嫌いで、一人だけ岡田式静坐法で通していたが、後に神が降りたらしく不思議な治療をしている。また相国寺僧堂で六年修行してきた人。インドで本格的にヨーガの修行をしてきた人などなど、とにかく面白い人たちが出入りしていました。

塾の日課は塾生のためのもので、私もほとんど共通して参加していました。塾生たちは決められた日課以外はそれぞれ自由に行動していました。私は自分の治療が終った時間で空いている時間帯を利用して「坐ろう会」というのを催していました。

この会には、私の友人たちから何とか面倒を見てほしいと頼まれた人、例えばＰＴＡが怖くて学校に行けない先生。対面恐怖症で仕事に就けない人。仕事がバリバリできる夫に責められ心身症になった人。職場の人間関係に悩む保母さんなど、さまざまな人たちが参加してくれました。私と暇な塾生は、皆さんと一緒に坐り、何か自分を見つめるのに役立つような話をしたような気がします。

皆さんは心に問題を抱えている人ばかりなので、「ともにゆったりと明るく、ゆるく坐ろう！」という会であり、坐禅の他に丹田呼吸法なども一緒にやり、長年続いた会でした。

開塾して間もなくして、東京新宿にある東洋鍼灸専門学校の学生会の会長と副会長が突然に塾を訪れました。彼らは「先生の『鍼灸求道録』という本を読み大変感銘しました。そこでぜひ先生に講演をお願いしたいと思い、うかがいました」と言う。私は「そんな本を出した覚えもないし、講演などするつもりもありません！」と強く断ったのですが、側にいた塾生たちが勝手に「はい引き受けました。絶対に行かせます」と言い切って一件落着したのです。

何とも、いやはや！　後で塾生たちに本の件を問い正すと、私が開塾前に書いておいた原稿を二階の書庫中に見つけ、それを筆禅道を行じていた塾生が手書きし、製本し、彼らで手分けして各鍼灸学校に売りに行き、その収益をチャッカリ塾の維持・生活費に当てていたようです。そんなわけで私は生れて初めて講演をしたのです。

学生たちが長く休みをとれる時には、塾内で一週間の接心をしました。僧堂とほぼ同じようにするので、居士にとっては少々厳しいものでした。開塾後一年半の頃、塾頭の道友である雲水が、塾に半年以上滞在していました。彼は普段、仏像などを彫りながら塾生たちと一緒に穏やかに生活しているのですが、接心になると人が変わってしまうのです。曹玄老師のお弟子さんたちは、武道家で昔の侍のごとき人が多いのですが、彼もまた鹿児島の示現流の達人でした。

彼が直日する時には厳しいもので、一週間緊張の連続で、それまで私は坐禅中によく居眠りをしていたのに、その時以来ずっと全く眠らなくなったから不思議です。ある時この接心が満了し、ホッとし、しばらくしてから突然、私に変化が起ったのです。悲しくもないのに涙が溢れ続け、すると胸中が清々とし、気がストーンと下腹に落ち、体形が上虚下実の状態に全く変化してくれたのです。これはまさに「心の瞑眩」であり、これ以後、坐禅がしやすくなったのです。

（二）筆禅道、寺山旦中先生との交流

塾では毎朝「筆禅道」を行じていましたが、これは弘法大師を祖とする書の「入木道（じゅぼくどう）」の流れを汲み、それに横山天啓翁が禅味を加えて「筆禅道」と名付けたものです。塾生の一人の実家の寺で天啓翁をお世話していた関係で、彼は子供の頃から筆禅道に親しんでいたのです。

そんな縁で彼は筆禅道二世である寺山旦中先生の弟子でもあったのです。ある時、旦中先生から電話があり、「私が書を教えるので、鍼を教えてくれないか」とおっしゃった。当時、二松学舎大学教授であった先生は、塾近くの新校舎に月一回教えに訪れるついでに、終ってから来塾されました。

塾では先ず早朝に塾生たちが書いたものを批評してくださり、その後、私が先生を治療しながら鍼も指導し、その後、私と妻が古典の臨書をしたものを、先生が丁寧に点検し、書法を指導してくださり、その後で塾生たちが心待ちしている宴が始まるという段取りでした。

先生とはとくにご縁が深く、この時から約二十五年間、毎月一回必ず我が家においでくださり、書と鍼との交流をしました。先生からは、階・行・草・篆・隷・仮名の古典臨書を指導していただきました。しかし私の熱心さが全く足りず、今となっては汗顔の至りというところです。

(三) 海外からの門下生

私が東鍼校で初めての講演をした後、塾の行事に参加する人が急増しました。塾内で催す私の『傷寒論』の講義と鍼の実習指導のために、わざわざ東京から毎回通ってくる人たちもいましたが、宋雲院の月例研修会も少し賑わって来たのです。さらに年一回だけ催す外部施設をお借りしての合宿研修会には、男女合わせて三十名以上も参加者があり驚きました。

資料を見ると、一年目は、長野にある伊藤真愚先生の「漢方思之塾」で、二年目は、千葉の両忘庵内の研修所で、三年目は、秩父の広徳寺別院で催しました。この時にはスイスの私の友人が門下生五名の外国人を連れて参加したとありました。

さて開塾して二年目のある日のこと、突然一人の外国人女性が塾を訪れたのです。話を聞いてみると、スイスのジュネーブに住む私の友人の紹介で、シベリア鉄道経由で列車と船を乗り継いで来たのだという。彼女は内科医でしたが、友人からヨーガや指圧を習っている間に東洋医学の素晴らしさを知り、さらにもっと深く学びたいと彼に相談したところ、本気で学びたいなら日本へ行って学べと言われ、私の住所を教えてもらい、苦労して辿り着いたという。

スマホや携帯電話もない時代のこととはいえ、前もって何のコンタクトもなく突然来たのでビックリしましたが、ともかく無事に到着して安堵し、塾の二階の一室を彼女のために空けて住まわせたのです。その後、日本語ができるアメリカ人女性鍼灸師も一緒に住み込み、ともに学んでいました。しばらく滞在したが、帰国し、交換留学生制度を利用して再来日し、筑波にある鍼灸関係の研究室に入り、そこから毎週「無為塾」の行事に参加し続け、数年間学んでゆきました。

開塾してから三年目の終り頃、フィリピンのルソン島に住む山岳民族の支援活動をしていた国学院大学教授とキリスト教牧師の二人が、私に相談したいことがあると塾を訪れました。彼らの話によると、島の山奥は無医村なので、病気になると山道を歩いて麓にある病院に行き、高価な西洋薬を服用せねばならないのだという。しかし山奥の村人たちは、皆さん貧乏で医者にもなかなかかかれないというのです。

そこで何かよい方法がないか検討した結果、現地の人を日本に招き、鍼灸を習ってもらい、村に帰って彼らが村人を治療したらよいだろうという案が決定し、その教育役を私にお願いしたいというものでした。どんなご縁で私が指名されたかは分からなかったのですが、もちろん喜んで承諾しました。

塾生たちはとくに血気盛んな若者ばかりでしたから、時にはケンカもすれば間に入って叱ったりなだめたりもするし、エネルギーの捌け口として相撲大会を催したり、皆で登山したり、各自日々ランニングや武道の稽古などをしていました。とくに近所の人には親切にして迷惑をかけぬように言い渡してあったので、時折、取れ立ての野菜や果物などを差し入れてくださり、何やかやと助けられていました。

そうこうしているうちに塾生たちも国家試験を受けて全員合格し、念願の免許を取得できたのです。それを期に約束の三年間が過ぎ、私たち家族が家に戻ることになり、塾生の皆さんには、それぞれ退塾してもらい、それ以後は各自が判断して、まだ学びたいならば我が家まで通って学びに来てくれるようにお願いしたのです。

ちょうどこの頃、雪底老師の胃癌が発見され、手術を受けられました。まだ病み上りで体力も十分に回復されないのに、大徳寺派管長としての就任式があり、私も京都の寺まで蔭のごとくお伴し、治療させていただき、何とか無事に大事なお役目を果されました。

しかし二年後、――執刀医はご存知だったようですが、肝臓にも転移しており、再び手術を受けられ、四分の三以上を切除されたのです。その後が大変でしたが、具合が悪そうな時には月に数回寺に応診し、後に安定してからは毎月一〜二回治療させていただき、何とか四期二十年間の管長の重責を果されたのでホッとしました。

その後も八十四歳で逝去される前日まで、約二十八年間も老師のお側で修行させていただいたのは、全く幸運でありがたいことでした。

またその頃、フィリピンから鍼灸を習うために男女二人が日本にやってきました。最初に来日したのは女性で牧師の娘さん、次は教員の奥さんがいる子沢山の青年でした。

彼らは塾頭の家に寝泊りし、あれこれ世話になりながら我が家に学びに通ってきました。塾頭が外国語大学卒の女性と結婚し、通訳もしてくれたので言葉の問題が解決し、彼らとスムーズに交流ができるようになりました。半年間で鍼灸を教えることは極めて難しいのですが、何とか鍼灸の基礎を習得してもらい、とりあえず現地の病人を何とか治せるように教え込み、帰国してもらいました。

その後の報告では女性は治療していないが、男性は頼まれると無料で村人を治療しているという。彼らの帰国後に無為塾関係者が、数人あいついでフィリピンを訪れ、彼らを指導したり、日本の鍼を持っていってくれたといいます。

住み込みの塾生を受け入れなくなってから、大きく変化したことがあります。それは塾生の質が激変したことです。以前の塾生たちは臨済禅を修していた人が多く、昔の侍というか、バンカラな感じでしたが、それ以後の人たちは、男でも髪を長く伸ばし、イヤリングなどをしているヒッピー的な人が多く、私にとって初めて出会う人たちで戸惑うことも多かったのです。しかし彼らの奥さんや友人たちも突飛なので、世間知らずの私には、広く目が開かれて大変よい修行になりました。

第四章　いやしの道協会設立に至るまで

（一）断食修行の体験

この頃から坐禅などしたこともない人たちが大勢参加するようになり、私の指導方針も大きく変えねばならなくなったのです。私と同じ鍼禅を目指す人には、僧堂での学生接心などに数回参加し、束脩（そくしゅう）をしてもらえば正式の弟子と認めるとし、他の人たちには塾の行事に熱心に参加してもらい、鍼をマスターして患者さんの役に立ってもらえばよいと二本立てにしたのです。

とにかく多種多様なタイプの人たちをどのように育てていったらよいのか？　と熱心に考えた時期でもありました。その結果、禅の指導のように、何も教えず、ただ「見ていろ！」と言い、自得させる指導では、相手に何も伝わらないことを痛感したので、まずは私自身の治療体系や考え方や生き方などを、文章化する試みを開始した時期でもありました。

どのような縁であったか分からないのですが、なぜか医学部の学生や研修医が大勢集まってきたので、塾頭の道場で彼らと一緒に坐禅をしたり、実技を指導したりしました。彼らは東大と筑波大関係の人たちでしたが、東洋医学の本を読んでも、「陰陽五行説」や「臓腑経絡説」などがどうも胡散臭くて馴染めないらしく、素直に入っていけないのだというのです。

そこで皆さんに実際に直接、鍼を施し体験してもらい、「さあこれを西洋医学でどのように説明するのか？」と問うと、仲間同志であれこれ真剣に議論していた姿を思い出します。これを期に、一時期、会の名称を「東西医道交流会・無為塾」に変更したこともありました。

その頃、寺山旦中先生から「断食をしたいのだが、一緒に付き合って指導してくれないか？」と依頼があり、一週間断食を二回やりました。真夏、埼玉県越生にある先生の小庵において五～六名と一緒に実施しました。参加者全員に前日から食を減らしてもらい、本番初日は粥から重湯にし、二日目から各自に一升瓶を持ってもらい、そこに裏山から湧き出る清水を満タンに入れ、それを一日かけて必ず飲み干してもらうのです。最後の日は逆に重湯から粥に戻します。

皆さんには、解散して自宅に戻った後にも身体に悪いものを食べないように！　と注意をしました。断食途中には漢方薬の下剤を少し使用して、腸内の掃除もしてもらいました。

断食中の日課は、朝日が上る前に起床し、縁側で坐禅。その後で朝課の読経。その後、裏山に登り、直心影流の稽古で発する気合で大声を出し合い帰庵。その後、朝食のかわりに全員でいろりを囲んで水をいただく。その後、筆禅道をしてから自由時間。昼食時に再び全員でいろりを囲んで水をいただき、その後で古典の臨書をしてから自由時間。夕食時にも同様に水をいただき、坐禅をして就寝。

自由時間はたっぷりあるので、皆さんはそれぞれダルくて横になっていたり、外へ散歩に出かけたりしていました。トイレは敷地の片隅に自分専用の穴を掘り、そこで用を足しました。旦中先生によれば、私がもっとも空腹で辛かった時に書いた字が最もよい、との批評でした。断食後に初めて重湯を口に含んでまだ飲み込まないのに、突然手足の末端まで気が巡ったので驚き、不思議な体験をしました。

(二)「四部録」の完成

断食期間は自己の内省にも役立ちました。自分の生き方や門人たちの指導のことなどをあれこれ考えていたのだと思いますが、坐禅中にフッと閃いて、これからは世の中に出て煩らわされずに自分の世界観を文字に表現しよう！　と。ちょうどこの時に厄年だったこともあり、帰宅後に「慎獨（しんどく）」の書を掲げて執筆を開始したのです。

とにかく門人たちも増え、禅を行じる人よりも、学術だけを教えてほしい人の方が多く、さらに外国人や医師もいて、なかなか法が伝わらない状態でもどかしい思いをしていた頃でした。

それでまず臨床のかたわら、『万病一風論の提唱』を約一年かけて四百字詰原稿用紙八百枚を書き上げ、さらに翌年に『傷寒論真髄』を、次の年に『鍼道発秘講義』を同じ規模の分量で書いたのです。


さらに「四部録」の最後の一冊『経絡流注講義』は難儀しました。その理由のひとつは、よいテキストがなく、「陰陽五行説」と「臓腑経絡説」でガッチリ体系化された『霊枢』を選んだため、理を越えた私の鍼の世界をどのように調和して表現してよいのかに苦労したからです。

その問題を解決するために、気に敏感な門人や患者さんにモデルになってもらい、経絡の真の姿を追求し、湯液の「万病一毒」と鍼灸の「万病一邪」をどのようにして矛盾なく調和させるかを親試実験しながら模索していったのでした。

その間、ヨーロッパセミナーのため渡欧したり、研修所建設などの用事も重なり、二回書き上げたものの満足できず、三回目にようやく納得いく内容になり、ついに「四部録」が完成したのです。書き始めた時には黒々としていた髪も、六年後に書き終った時には頭一面に霜が降

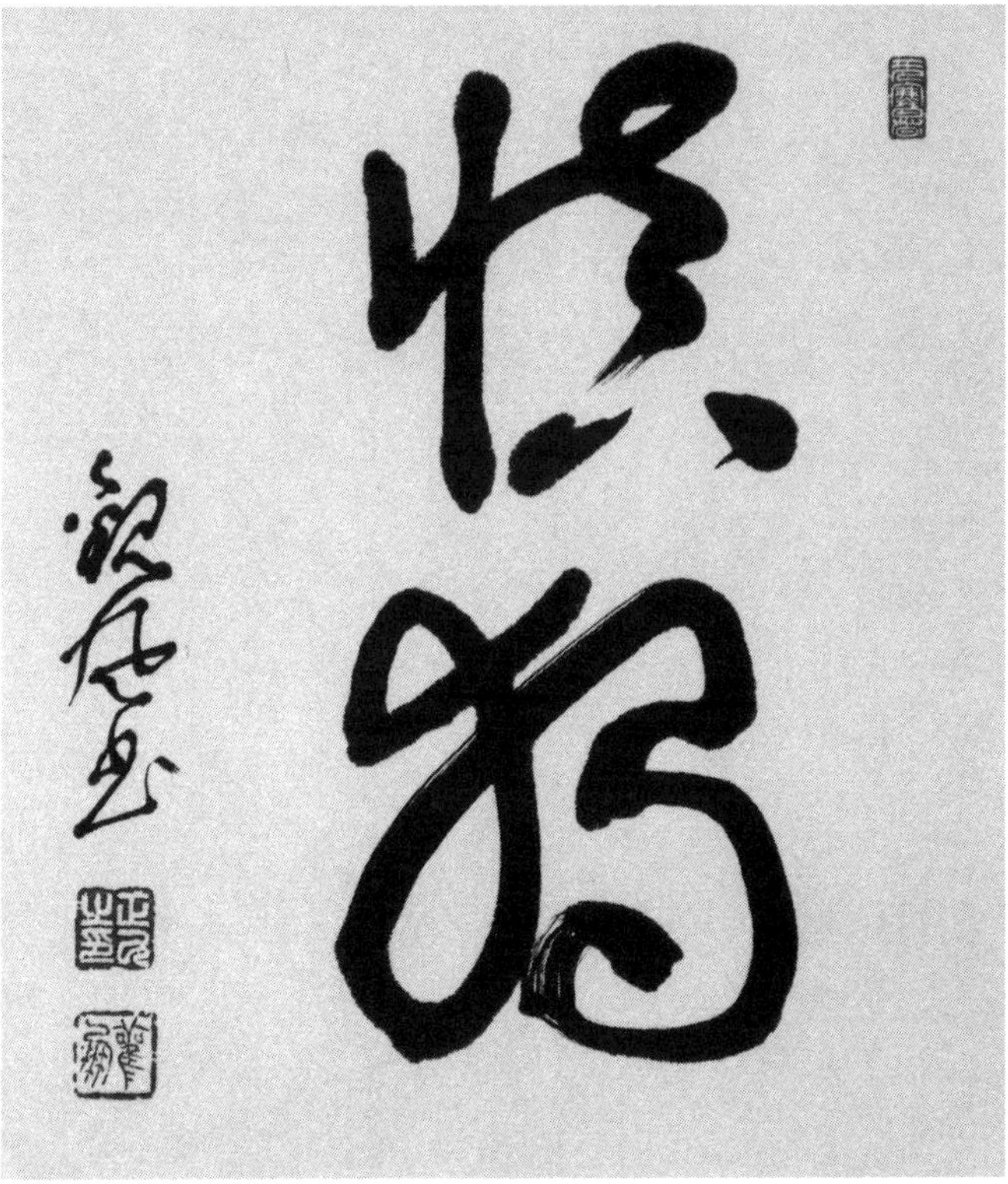

慎獨

りて真っ白になっていました。

この執筆中の六年間はずいぶん坐禅もしました。考え方や書き方が行き詰まって、頭の中がグチャグチャうるさくなってくると坐るのです。するといつの間にか余分なものが消えるのか、整理されるのか分かりませんが、突然閃めいて「あっ、そうか！」と気付き、先に進むことができて不思議でした。

ただそのまま長く坐り続けてゆくと、閃めいたことも流れて消えてしまうので、側にメモ用紙を置き、閃めいたら面倒でもすぐに書くようにしていたように思います。

全て書き終り、しばらくの期間ボーッとしていました。やり終って気が抜けたのだろうくらいに思っていたのですが、実はそうでもなかったようです。長年の便秘が治ったごとく頭の中が妙に清々しいままなのです。それを雪底老師にお話したら「ようやく抜けたな！」とおっしゃったので、私は「悟った後、感極まって池に飛び込んだとか、世界が光り輝いて見えたとか、いろいろ聞いておりますが、何もそんなことも経験しないし、気付いたらこんな感じになっているのですが……」とお話しました。

すると老師は、「おまえのは頓悟じゃなくて漸悟というんじゃ。頓悟はダルマから六祖慧能に伝わり、現代のワシらに伝わっているが、漸悟は神秀から北伝して朝鮮に伝わったんじゃ」

とおっしゃったが、私は「そんなものかなあ！」と、相変らずボーッと生きていました。

でもその後は不思議と心が安らいでいたのです。私は若い頃に「無」と「仏性」は同じなのか、違うのか、で迷い続けていました。スポーツマンでも家庭の奥さんでも、誰でも「無」になって何かをしている体験をしますが、その時だけの状態で、長続きしないばかりか、心の安心につながらないものです。

しかし禅での「無」は霊性が劇的に変わるというか、宇宙一杯の慈しみに満ちた心ともいうべき「仏性」を直覚することでもあり、一生をその心のままに生きられるかどうかが問われているのだと思います。「すべってもころんでも仏の中」という言葉がありますが、何かこれ以後、そんな心境に近づけた感じがしています。

合宿に参加したスイスの友人から「ヨーロッパに鍼を教えに来てほしい」と依頼され、私たち夫婦と長女と弟子の四人で約四十日間、スイス、ドイツ、フランスの三ヶ国内の各地でワークショップを開いてきました。

参加者は医師やセラピストたちで、宿泊はホテルに泊まることなく、我が家に来て研修した人やその仲間たちの家に次々とお世話になったので、充分親しく交流ができ、東西文化の違いをしっかり味わうことができて幸いでした。

セミナー参加者は、皆さん鍼に敏感な人が多く、その効果に驚き、なぜ治るのだろうか？と仲間同志で長時間議論していたのが印象的でした。

しかし当時のヨーロッパでは鍼灸が知られていなかったせいか、いまだ免許制度が確立されておらず、セラピストたちが社会で表立って鍼治療ができなかった状態でした。そのため私の教えがヨーロッパの地に根付かなかったのが惜しい気がします。ちょっと時代の先端を行き過ぎたようでした。

とくにスイスのレマン湖南側の山の中腹にあるエゾンの教会でのワークショップが印象的でした。午前中に私が指導し、午後に友人が受け持つので、午後になると毎日、山の頂上近くまで登りました。途中の道はあたかもハーブ畑のようで、多くの牛たちがカウベルを鳴らしながら草を食んでおり、さらに登りつめて行くと頂上には十字架が立てられていたのです。

その時の印象が気に入ったため、帰国後、生れ故郷近くの筑波山周辺に研修所を持ちたいという気持が湧いてきたのです。そこで私の患者さんでもある有機農業をしている友人に探してもらい、紆余曲折がありましたが、八郷町に土地を購入でき、その場所に現在の「つくば研修所」を建てることができたのでした。

研修所は、「無為塾」の合宿と茶道ができるように設計しました。予算が充分あるわけではないので平屋建てとし、高い天井を必要としない坐禅や実技実習や寝るための場所は、いわゆる屋根裏部屋とし、少し天井を高めに作ってくれるように大工さんにお願いしました。

しかし相談に行った大工さん宅で娘さんが喘息発作で苦しんでいたのです。持参していた鍼で治療してあげたら、子供の頃からの持病が運よくピタリと治り、それ以後全く再発しないのだという。

建て前の当日、どうもイメージが違うな！　と思ったら、何と約束と違い二階建になっていたのです。大工さんにその理由を聞いたら「娘を治してもらった御礼です」とおっしゃった。私は「資金に余裕がないのですが……」と訴えると、大工さんは「私の名義で銀行から借りておきますから、毎月少しづつ私に返してください」と言うのです。何ともありがたく、幸運な出来事でした。

自前の研修所ができてからは、他の施設をお借りせずに現在までの三十年間、毎月合宿を続けてきました。最初の頃は三泊だったのですが、現代人は忙し過ぎるのか、しだいに二泊となり、現在は土曜の夕方から日曜夕方の一泊二日の合宿になりました。合宿は臨済宗の僧堂接心を参考にして、居士でもできるように修正し、さらに鍼灸治療の指導も可能なように改変してなされています。典座その他の役位も、当番を決めて交代制で行じています。

まあ、鍼灸師の研修会で、全く医学の講義もなく、坐禅と作務が主体で、チョッピリ実技指導があるのは、全国広しといえども、たぶんここだけだと思います。

テキストの「四部録」が完成し、研修所の建築が開始した頃に、「日本古医道研究所」を設立しました。

その理由は、これまで自分が道を求めてきた過程で、大変お世話になり、目を開かされた日本古方漢方や日本鍼灸の文献が、全国の図書館に埋もれて積み上げられているだけで、全く世に出ていないことを知り、何とかそれらを世に出して、多くの人たちに知ってもらい、病める人たちに光明があたるようにしたい！　と思ったからです。

しかし、それらは皆、和綴本に、漢文や変体仮名で書かれているものばかりですから、せめてそれらを書き下し文にし、注を付け、現代人でも何とか読める形にしたいと願ったわけです。

しかし大学図書館に対して個人が原本のコピーをお願いしても断わられてしまうのです。そこで一計を案じ「日本古医道研究所」として同じお願いをしたら、何とすんなりと承諾してくれたのです。当時の資料は、本を撮影してフィルムにして保管しておき、必要に応じてそこからコピーしたらしく一枚八十円もして、かなり高価なものとなりました。何とか自己資金でやりくりしたので維持も大変でした。

解読は初め私一人でしていましたが、時間もかかり大変なので、塾生たちの有志にも手伝ってもらい作業を進めていきました。長い年月がかかりましたが、後に『吉益東洞大全集』や

『訓注　尾台榕堂全集』に結実したのは幸運でした。しかし世間の風は冷たいもので、鍼灸師が書いた漢方の本など医師たちから全くといってよいほどに何の反応もなかったのは残念でした。しかし真理は不変！　百年後には誰かが役立ててくれるでしょうぞ！

私の門人の一人であり、いやしの道協会二代目会長でもあった大浦慈観君は、日本鍼の特長である鍼管を発明した杉山和一の文献を詳細に研究し、さらに中国から伝来した鍼が日本化されてゆく源流にまで遡って研究し体系化してくれています。彼は二代目の研究所の所長として活躍しています。

このように日本の江戸時代の文献を解読しているうちに、中国から日本に入り、日本化された素晴らしい文化があるのに、その伝統が受け継がれずにいる状況に感ずるところがあり、日本文化とはどういうものか？　伝統を受け継ぐとはどういうことか？　について深く考えるようになったのです。

当然それは私の鍼禅の世界の一端を日本文化の中でどう形成し、どう受け継いでもらうのか？　という問題ともなったのです。それでとくに鈴木大拙の『禅と日本文化』を読んで啓発され、さまざまな武道や芸道や茶道などを研究してみました。

その結果、日本的な道においては稽古の型があり、礼法や姿勢の大事が取り入れられ、ワザの修得や境涯の浅深によって階梯が設けられ、さらに守・破・離のこと、身・息・心調和のこと、心持ちの大事など、さまざまなことを知りました。

その後、あれこれ模索した結果、「万病一風的治療」を根幹に据えた稽古のための「基本の型」を創り、修練悟得の程度に合わせて、初伝・中伝・奥伝という階梯を設け、細かい指導要項を創成したのです。

当時、我が家に学びに来た人は多くて、二階の教場は溢れるほどでした。とにかく噂というのは恐ろしいもので、東京からわざわざ来るのです。しかも坐禅などしたこともない人ばかりなので、出来上った指導要項を用いて、皆さんに稽古させてみました。

同時に稽古を始めても、出来のよい人はどんどん先に進みますが、そうでない人はなかなか進めません。すると一部の人から「指導要項を用いずに教えてほしい」と訴えがあったのです。私が丁重に「それはできない」と主旨を説明しても理解してもらえなかったので、止むなく無為塾を退任して後継者に引き継いでもらったのですが、さらにその二年後、都合もあって無為塾を閉じたのです。

(三) いやしの道協会立ち上げ

長年しゃにむに続けてきた無為塾を退任してみると暇になり、ポッカリ心に穴があいた感じになりました。すでにテキストの「四部録」を書き終り、さらに禅の方でも老師から「ようやく抜けたな!」と言ってもらえたし、「さて、今後どう生きたものか?」と魂が抜けたようにボーッとしていたのであろうか。それを妻が心配したようで、茶道の師匠である江原樵右先生に相談したところ、「じゃあ、お茶をやらせましょう!」ということになったという。そこで一計を案じたらしく、「お酒も飲めるから、お茶をやらない?」の一言で、先生の弟子になってしまったのです。

それから五年間、先生と妻の教場、本部道場の男子組、朝日カルチャーセンターの教場などの稽古は一回も休まず、毎日家でも予習や復習を欠かさず続け、さらに妻に連れられてさまざまな茶会にも参加して学んだ結果、幸いにも奥秘伝まで終了し、茶名(聖仙)、宗号(宗新)、庵号(雲翔庵)をたまわったのでした。

一応、定められたテッペンまで修得したものの、本当は禅味ある深い茶道を味わいたいと思っているのに、これでは鍼のワザだけ稽古するのと同じだと感じ、流派の教えから離れ、自分らしい茶を独自に求めてゆくようになりました。そうこうして遊んでいたら、鍼禅に関して沸々と再びあれこれやってみたいことが現われてきたのです。

それは、鍼禅に端を発して、「万病一風的治療」を創成し、この素晴らしい治療法を長く日本文化の伝統として継承されてゆくには、何か会のごときものを立ち上げたらよいだろうと閃めいたのです。

その内容を雪底老師にお話したところ「それは鍼の道というより、いやしの道じゃな!」とおっしゃられた。この一言で「いやしの道協会」を立ち上げることに心が定まったわけです。

そこで無為塾を閉じた後も「つくば研修所」の接心だけは休まず続けていたのですが、そこに毎回熱心に参加していた人たちに束脩(そくしゅう)してもらい、私の正式な弟子として認めて「観門会」と名付け、我が家にて週一回、夕方から特別研修会を催し、中伝中級を終了した指導者の段階を続けてもらい、ほぼ全員が合格した時点で「観」の号を授け、「いやしの道協会」を設立しました。

（四）いやしの道の階梯

協会設立の目的は、「いやしの道」を実践することで、世の一隅を照らす人材を育成することにあります。協会の内容や活動についてはホームページ上で公開していますので、そちらを見ていただくとして、ここではその内容の一端について話してみます。紹介の文には次のような一文があります。

（前略）私たちは単に体としてあるのではなく、心をもった生命体として存在しています。従って「いやし」とは、このような生命体が存在しやすい根源の場へ回帰し、体と心が苦しみから解放されることと言えるでしょう。「いやしの道」では、まず辛く苦しむ人を楽にしてあげたいという「いやしの心（施無畏の心）」を持っていることが重要です。そして「いやし」が最もよく実現できるのは、「いやし手」自身がいやされている時です。しかし「いやし手」も悩み多く、弱さを持つ人間です。病める人をいやすことを通して「本来の自己」に目覚め、いやすことの喜び、生きがいを与えてくれることへの感謝を知って、安心の境地に達する、すなわち、自他ともに安心する世界を実現するのが、「いやしの道」です。

「いやしの道」の模式図を描いて説明してみましょう（図27参照）。

この図は、道の修行に関して、上に行くほど、修行が進んでいると思ってください。一番下の「観念的知識」というのは、東西両医学をはじめ、全て頭の中に詰め込む理屈や知識のことです。これは学術道のうちの「学」に対応するもので、いわゆる「理の世界」に属します。

次に「四部録」とありますが、私の体験を皆さんに分かってもらうために書いた『万病一風論の提唱』『傷寒論真髄』『鍼道発秘講義』『経絡流注講義』のことです。「道」である「理を離れた世界」を求め、修行するために必要なことを文字を用いて説明した手引書なので、「学」と「道」の中間に位置しています。また、実際の治療法である「術」に進むために絶対必要なので「前伝」と名付けています。

さらにその上は「術」の修行に関連する部分です。「基本の型」とは、「万病一風的治療」を修得するために創成したもので「四部録」とともに最も重要なものです。この型は『鍼道発秘』にある慢性病患者の治療にヒントを得たもので、ワザが未熟な人でも比較的安全に稽古できるように工夫されています。

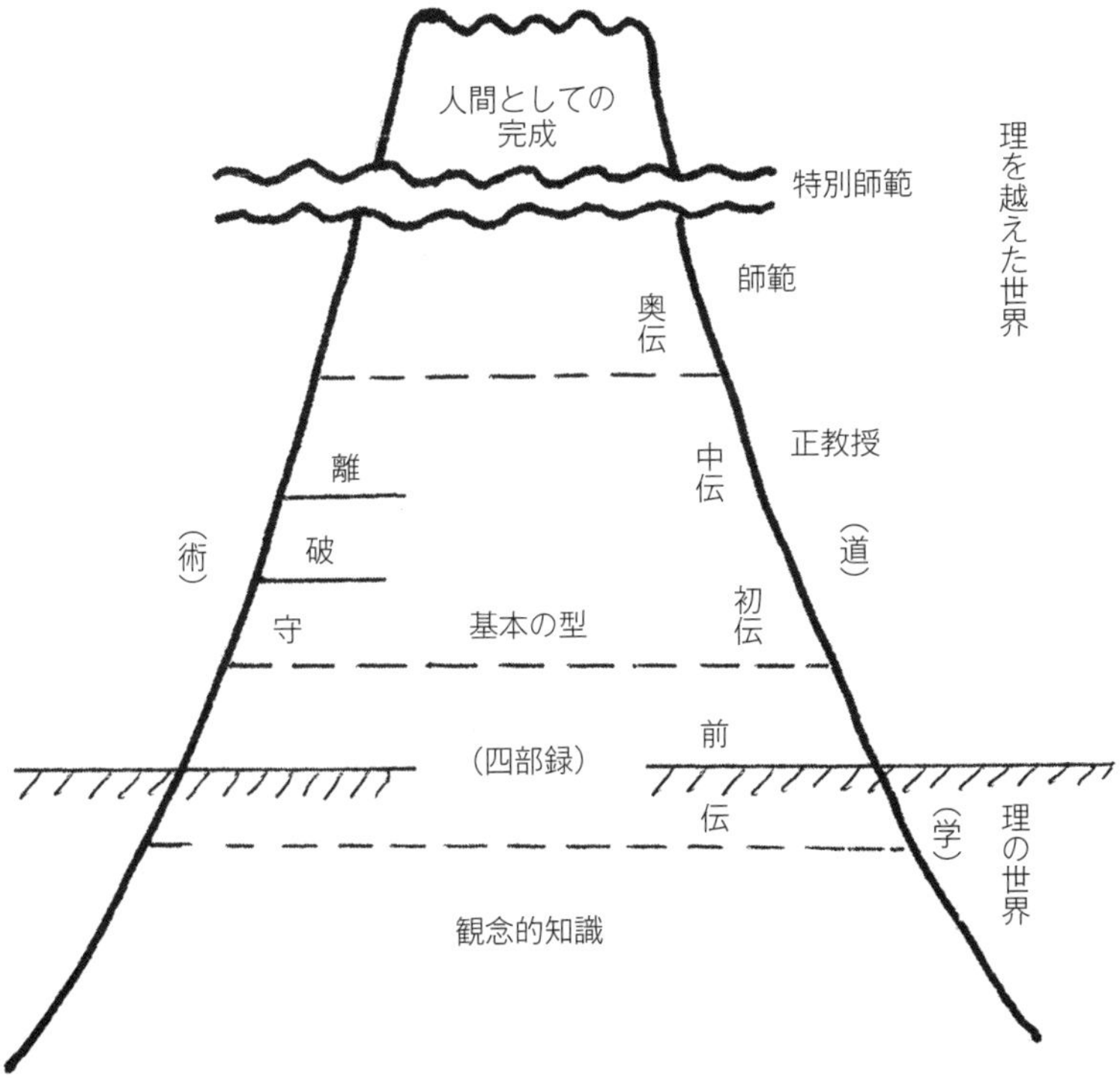
人間としての
完成
特別師範
理を越えた世界
師範
奥伝
正教授
中伝
離
破
（術）
（道）
守
基本の型
初伝
前
（四部録）
伝
（学）
理の世界
観念的知識

図27

この図の右側に「初伝」とありますが、これは「基本の型」を用いて「いやしの道」の基本的なことをしっかり稽古する段階です。

日本的なる道の修行は、礼に始まって礼に終るといい、礼法を身に付けてもらいます。同時に上虚下実で腰を立てた姿勢になるようにやかましく指導されます。

その上で脈診、舌診、腹診の方法を修し、理屈でなくどのように感じ、身体の生命状態がどうなっているか？　を明確に図示してもらいます。

その上で実際に鍼を持ち、「生きたツボ」を探り出し、鍼管を用いて一鍼を下し、それによってどのように変化したのかを観察するなど、さまざまな基本的な内容全てを稽古するのです。

参加する人たちは、学校や他の研究会などで多くのことを学んでから「いやしの道」を修行しようとやってきますが、この段階ではそれら過去についた癖を一切放下して、新たな気持で稽古してもらうことが大事です。

次に左側に「術」と「守・破・離」とあります。これは型によって稽古する「日本的な道」に特有なものです。「守」では基本の型を身に付くまで繰り返し稽古し、それをマスターすると、次に基本の型を全く逆の順序にしたり、鍼の刺し方を変えたりして破り、最後に型など全く必要なくなり、自由自在に心の欲するままに治療できるようになることをいいます。

「中伝」とありますが、初伝では学校の教育で指導されていた鍼管を捨て、無鍼管でさまざまな稽古をします。この方が鍼管を用いるより響きの様子や微妙な気のやりとりが会得できるので、難しいですが、ワザの奥義に近づきやすいのです。

そして中伝の中級までマスターすると、「正教授」という指導者になる意志があるかどうか問われます。もし協会の運営の補佐をしたり、伝統を受け継ぐ強い覚悟がなければ指導者試験を受けることができません。合格すれば、晴れて「正教授」になり「観号」が与えられます。

その上に「奥伝」「境涯」「師範」とありますが、ここから先は、自分の日々の努力が問われる段階です。道の高みを目指して日々求道的生活をしてゆくだけなので、とくに説明などできない世界です。

私は「鍼禅」を目指してきたので、禅の影響ばかりが濃く出てしまいますが、会に学びに来る人たちは、禅以外の仏教諸派の人、キリスト教の人、ヨーガの人、武道、芸道、茶道など、さまざまな縁によって精神性のある生き方をしてもらおうと思っています。

ですから、自分に縁のある世界を同時に極めてゆくことで、人間性を高めるようにしてもらっています。そして、その人なりの人間性の発露した生き方そのままが「境涯」なのです。

一番テッペンには「人間としての完成」とありますが、これは目指すべき理想の境地を言ったものです。私としては、この世で息あるうちは絶対到達できない境地で、鼻先にぶら下げた人参のごとく、日々求道の生活を続けるために必要なものだと思っています。

第五章　万病一風的治療の創成

（一）万病一風的治療へ

「万病一風的治療」の体系は、すぐに出来上ったのではなく「鍼禅」探求の日々のなか、よりよい「いやし」の実現を目指し、臨床の場での親試実験の中で、「効あるものを取り、効なきものを捨て」ながら工夫努力し、模索を続けてようやく完成したものです。

その模索の過程を便宜上、次頁の図28を用いて話してみます。

まず最初に体系化するために私の心の根底にあったものは、雪底老師の二つの言葉でした。一つは「禅は理屈なしじゃ」。二つは「自分の体験したものを持ってこい」です。

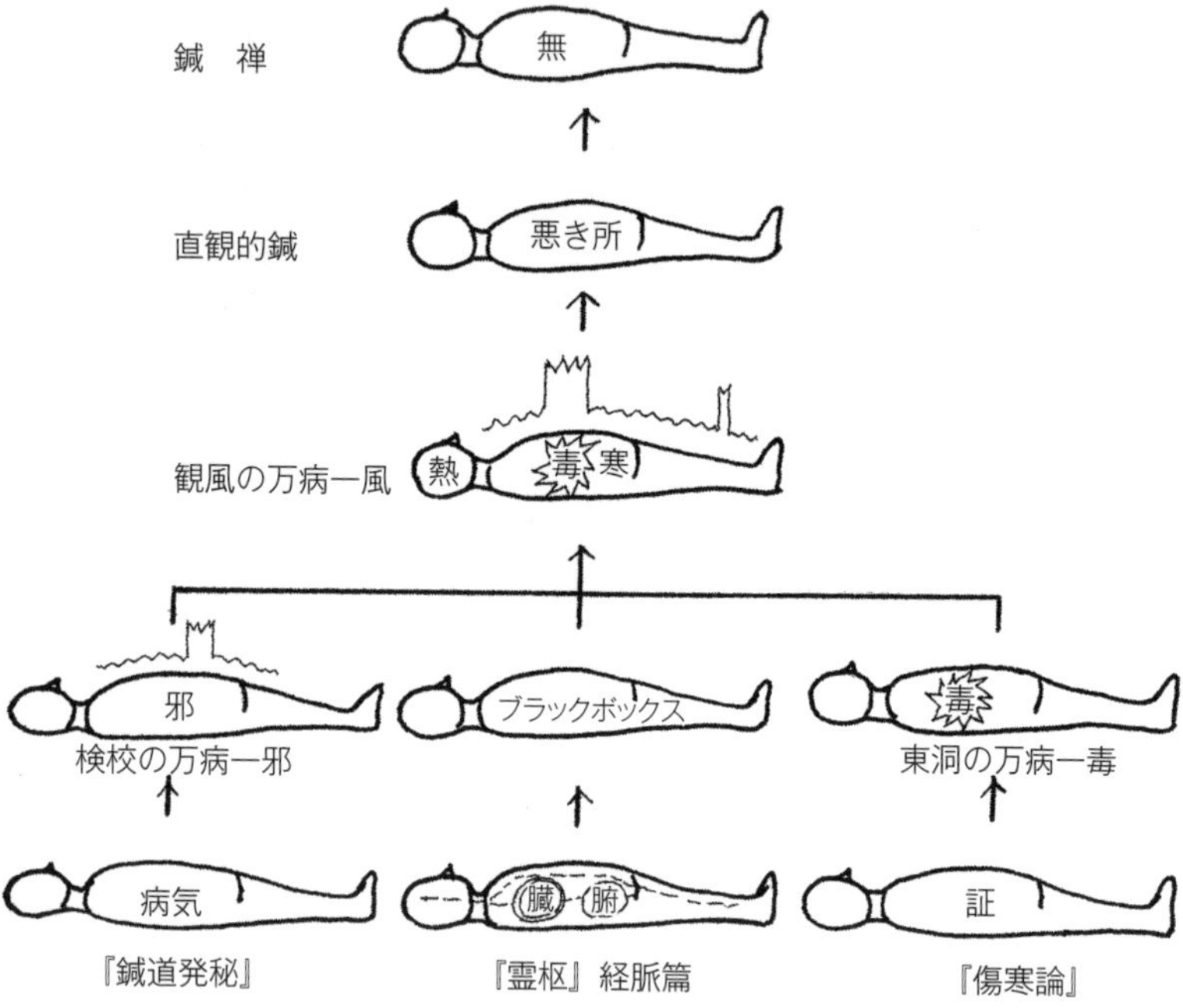
鍼　禅
無
直観的鍼
悪き所
観風の万病一風
熱
毒
寒
邪
ブラックボックス
毒
検校の万病一邪
東洞の万病一毒
病気
臓
腑
証
『鍼道発秘』
『霊枢』経脈篇
『傷寒論』

図28

すでに話しましたように、私の出発点となった体験は、「苦い水を吐き続けて心臓発作がよくなったこと」です。この理由を知りたくて鍼灸学校に入り、そこで日本古方漢方の祖、吉益東洞に出会い、彼の提唱した「万病一毒説」を知ったのです。これは「全ての病は身体内の毒によって起こる。それゆえに、薬によりこの毒を去れば病は治る」というもので、毒が去る時には発汗したり、吐いたり、下痢したりなどする「瞑眩現象」が起こるというのです。

東洞は後漢時代の『傷寒論』と『金匱要略』を深く研究し、日本古方漢方の独自の体系を作った人ですが、その中でほとんど理屈がなく、効あるものを集めた『傷寒論』を天下一の書としたわけです。東洞は「理論一切無用なり」や「親試実験」といい、雪底老師と同じことを言っていると喜び惚れ込んで、何とか『傷寒論』によって鍼治療ができないものかと考えたのです。

『傷寒論』とは、例えば口や鼻から細菌やウイルスが侵入し、それに抵抗できずに発病し、しだいに上部体表部から下部腹内奥深くまで、時間的・空間的に変転していく、ある一瞬の状態を切りとり、それを「証」と名付け、それに効果ある薬方を記した本です。この特徴は、病を固定化した病名としてとらえないで、変化流動する状態としていることです。

東洞は臨床において腹診を重要視しました。ある「証」の時に、「方証相対」といってそれに合う薬を処方してピタリと合えば、腹診で確認した「毒」が体外に排出されて瞑眩現象が起こるわけです。それゆえ「いやしの道」でも、この古方漢方的な腹診法を取り入れています。

しかし『傷寒論』や「万病一毒説」だけで鍼をしても、すぐに無理なことに気付いたのです。湯液でいう「毒」は、実際に体外へ排出されたものを観察してみると、臭い汗や苦い水や古血の塊などなど、誰が見てもこのようなものが体の中に入っていたら病気になっても当り前だろうな、と分かるものです。

ところが鍼は目に見えないけれど、実在として感じられる「気」を操作する道具であり、「毒」の存在する体幹部でなく、手足や頭や顔にまで一鍼を下さねば治らないのです。

そこで東洞の「万病一毒」に似た鍼の文献がないものかと探していたところ、幸運にも葦原検校の『鍼道発秘』に出合い、その本の余論に「およそ鍼は万病一邪とこころうべし。何れの病にても我が手の内の術さえいたらば一兪（ツボ）を刺して癒ゆべし」とあるのを発見し、これこそ「万病一邪説」だ、と歓喜しました。

それでは『発秘』でいう「邪」とはいったいどのようなものか？　と思いましたが、それは簡単に分かりました。先にも話しておきましたが、二十代に熱心に修した丹田呼吸法の会で仲間同志で「手当て」や「気の遊び」をしていたのです。手が気に敏感に反応してくれたので、その当時は、体表面からかなり離れて手の平を移動させてゆくと、何か身体にとって悪いだろうなと思える異常を感じられたのです。

弟子の皆さんは、私が坐禅をしたから気が敏感になったと思う人が多いようですが、そんなことはありません。逆に坐禅を熱心に修してゆくと、周りの気を感じますが、それらに振り回わされ、影響されにくくなるので、現在は以前より鈍感になり、必要なものしか感じなくなり、邪気を受けても自分の体に異常をもたらすこともなく、サッと流れて消えてしまうようになりました。

邪気をよく観察してみると、体内の「毒」からは、放射される「邪」がとくに強く感じられるので、「毒」から「邪」が出ていることが分かったのですが、それだけでなく、体幹部の「毒」から遠く離れた手足や頭部でも感じたのです。こうなると単純に「毒」のある部位に一鍼を下すだけで済む問題ではなくなり、さてこの問題をどのように解決すべきか？　新たな課題として現われてきたわけです。

そこで体幹部と手足や頭部などを連結し、関連づけるには「経絡」だと閃き、多くの本を調べましたが、全て「臓腑経絡説」の理屈から派生したものばかりなので、仕方なく『霊枢』経脈篇を選び、皆さんに講義しながら、ひそかに「毒」と「邪」をどのように結び付けたらよいかを模索していたのです。

そのため気に敏感な患者さんたちに実験台になってくださるようにお願いして、一鍼を下した時に生ずる響きが、体内をどのように伝わってゆくかを念入りに観察したのです。その結果、手足のルートは例外があるもののほぼ経脈説と同じでしたが、体幹部のルートは全く違っていたことが分かりました。

手足から体幹部に響きが伝わってゆくと、経脈説と異なり、同じ患者さんでも朝と夕とで異なり、日によっても違う、また、他の患者さんでも同様の結果が得られ、経脈説と現実に観察された結果とのギャップをどのように理解し、埋めるかが新たな問題となったのです。


「臓腑経絡説」にある古典の臓腑は、西洋医学のごとき実体ある臓器と異なり、東洋的な五行説に基づく働きをもった架空の臓腑なのだ！　と閃いた時、体幹部を透明な「ブラックボックス」にしようと思いついたのです。

「ブラックボックス」とは、『広辞苑』に「機能は分かっているが構造の分からない装置。回路網や機械系、生体系などで入力と出力だけを問題にする場合にいう」とあり、まさにピッタリなのです。これによって体幹部は見る人の思いによって、西洋医学の諸臓器、血管、神経、リンパ管、筋肉など何でも入るし、さらに東洋医学の「毒」や「邪」も入るというわけで、東西両医学どちらからも診断可能となって全く都合よくなったのでした。

以上のプロセスを経て、ようやく私の万病一風的な病的状態にある生命のイメージが出来上ったわけです。これによって西洋医学のごとく病名を固定してイメージすることなく、本来この人体生命を一定に維持し保つために全ての諸臓器や組織がいっせいに協力し合って活動するのに合わせて、病的状態も常に変化流動していると認識します。

その上で患者さんの訴えや医学的検査などを参考にし、直接、手で触れ、目で見て、耳で聞いて感じることで、どこに「毒」や「邪」があるのか、さらに炎症的な「熱」や冷えである「寒」があるのかを確認し、さらにその上で治療後にどのような「毒」がどんな具合に体外から排出され、治癒してゆくのかも予想できるわけです。

さらにもう一つ大事なイメージ法があります。それは私自身や患者さんの病状の変化をよく観察しているうちに分かったことです。ひとつは、子供たちのように日々元気に生活しているのに、ウイルスや細菌などに感染し、医師に薬などを処方され服用しても治らず、しだいに内攻してゆく場合。

もうひとつは、過去に大病などをしていても日常生活にはそれほど支障なく過ごせているのに、過労、睡眠不足、飲食の不摂生、房事過多、精神的ストレス、天候不順など、何か心身を疲労させ、体内の気を揺り動かすような出来事があると、必ず以前と同じ症状が出てくる場合。

この二通りのケースがあるのです。

前者のケースのごとく、ウイルスに感染して症状が激しい場合には西洋医学の方が得意なので、皆さんは病院に駆け込むのが常です。そんな時にも『傷寒論』に基づく漢方治療も証がピタリと合えばかなり有効なのですが、現代人にはあまり一般的ではなく好まれません。そのような理由もあり、後者のケースの人たちだけが多く来院するのです。

そこで臨床で患者さんを充分観察し、それぞれのケースについて、『傷寒論』の時間的・空間的に病状が変化流動する姿を参考にして「病気のメカニズム」の段階的考察として図式化し、治療に役立つイメージ作りのために体系づけたのです。すでに第一部の中で詳細に説明しましたのでここでは省略します。

また実際の治療法の中に禅的な内容をどのように組み入れるかにも苦労したのですが、頭であれこれ考えないで感じたままに治療することなどは、すでにお話しました。

この他に、治療時の姿勢は坐禅と同様に上虚下実で必ず腰を立て、吐く息を長く、吸う息を短くすること。さらに多種多様な鍼を用いず、悪血を取る三稜鍼を除き、ただ一種類、寸六三番のステンレス毫鍼(ごうしん)だけを使用すること。東洋思想や禅に「万法帰一」という言葉がありますが、本来この「一」は絶対的なるものの意味ですが、ここではあえて数字の「一」と促え、一本の毫鍼によって他のあらゆる種類の役割と同じはたらきを出せるように工夫・実現させようとしたものです。
また禅の生き方は「今ここ！　今ここ！」と、一瞬一瞬を生き切り死に切ることで永遠の生命を生きるのですが、毫鍼で治療する時にも同様に、ある部位に一鍼を下し終えたら、前の部位に念を残さず、新たな状態に一鍼を下し、「新たに！　新たに！」と一鍼を下して治療してゆくことの大事を指導しています。

(二) 初伝の稽古

さてこのあたりで具体的に「万病一風的治療」について、その概要を話そうと思います。ここでは初伝の人の治療稽古の一端しか示せませんが、詳しく知りたい方は「いやしの道協会」に入会し、例会に参加すれば、そこで指導者から直接に面授してもらえますので、会のホームページをご覧ください。

稽古は指導者、患者役、術者の三人一組で行います。まず互いに礼をすることから始まります。次に詳しく問診し、脈診、舌診、腹診をして現在只今の患者さんの生命状態がどのようになっているかを調べます。

初伝の場合には絶対に専門用語を使ってはいけないので、自分が感じたままの表現で説明しなければなりませんし、また脈と舌と腹の三つの診断がそれぞれバラバラでなく、完全に一致するように稽古するので、難しいから大変です。

これらの診断により、どこの部位に、どのような「毒」があるのか、それは鎮静化しているのか、あるいは毒性化増大して暴れているのか。どこに冷え（寒）があり、どこに炎症（熱）があるのか、どの部位で機能が衰えている（虚）のか、どこが激しく暴れている（実）のか、生命状態が衰えている（陰証）のか、あるいは盛んに邪毒と闘っている（陽証）のか、などのイメージができなければなりません。

そして診断が終ると即座に図に描き、それを指導者に点検してもらうのです（図29参照）。

つぎにようやく鍼一本（鍼管あり）を持ち、まず「生きたツボ」を見つける稽古をします。しかし初学者の皆さんは学校で習った経絡のルートや経穴（ツボ）はよく知っているのですが、それにとらわれて「生きたツボ」になかなか苦労するのです。

見つけたら、その部位に即座に鍼を立て、響きを観察します。「響き」というのは、患者役の体内あるいは体表面において鍼の刺激を感じ反応して生ずる気の流れというか、エネルギー波動の伝播のようなものです。この響きを感じることができるか否かが、「いやしの道」の鍼をマスターできるかどうかのカギになりますから、皆さん必死に努力しています。

響きが分かるようになったら、「生きたツボ」に一本鍼を立てるごとに、響きがどのように伝わり、どこまで到達し、生命状態がどのように変化したかを観察します。

例えば脈状が変ったとか、熱っぽいのがとれたとか、腹のスジバリが軟らくなったとか、いろいろあると思います。その後で只今辛い症状の部位に、熱があれば冷めるように、冷えていれば暖まるように、痛ければ痛みがとれるように鍼を施し、さらに「毒」あるところにも一鍼

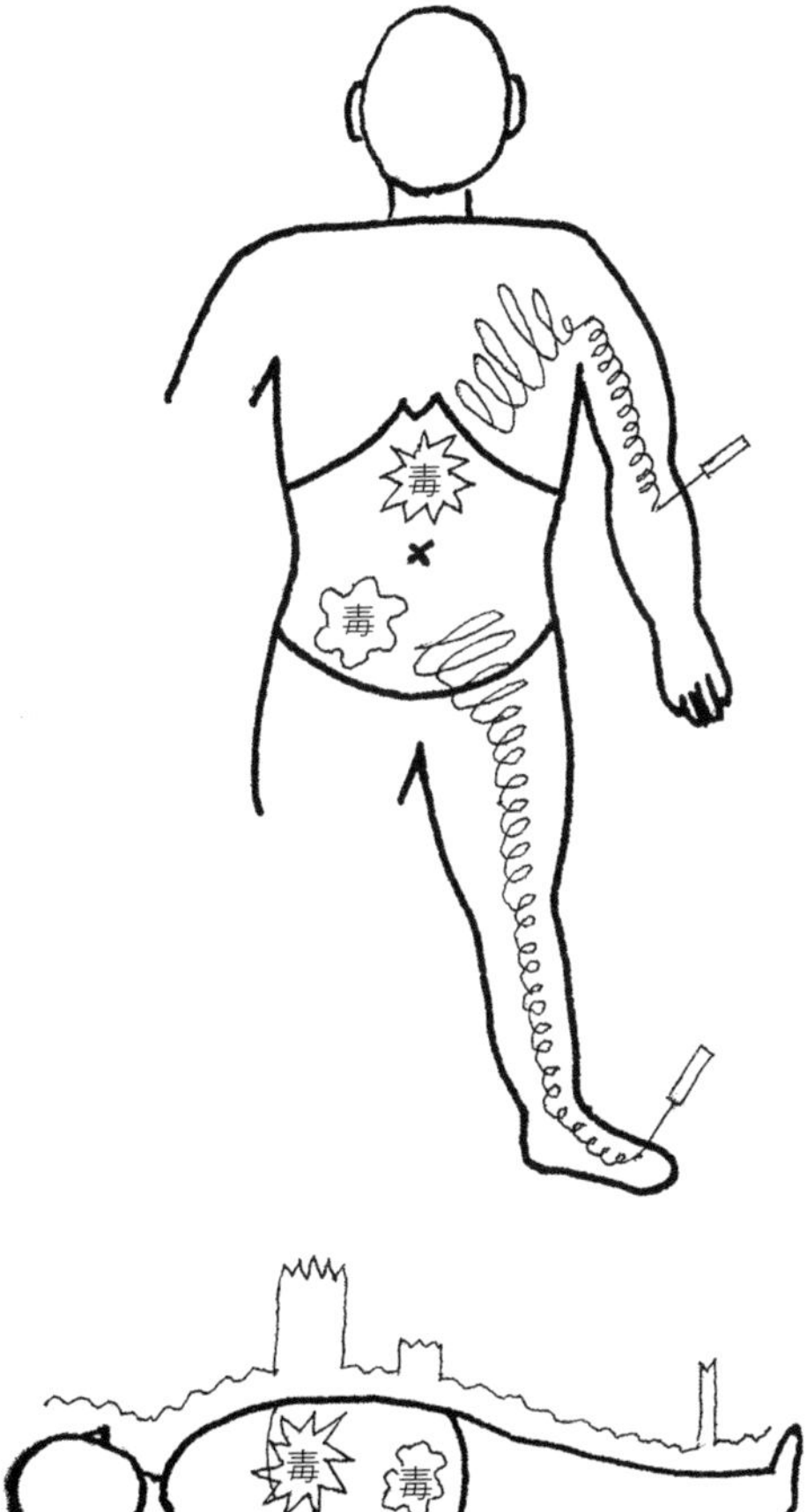

図29

を下し、最後に手足の「生きたツボ」に引き鍼をするという具合に、稽古してゆきます。

『鍼道発秘』には治療の先後のこと、手足に気を引くこと、全身に響かす鍼などについて記されています。

「治療の先後」とは、急なるを先にし緩なるを後にするとか、体表面の症状を先にし、体内の症状を後にするとか、治療の順番の原則を示したものです。

「手足の引き鍼」とは、手足の末端付近の「生きたツボ」に一鍼を下し、鍼を操作することにより気を送ったり、逆に引っ張ったりして治療することで、このワザが手に入ると治療効果がグーンと上ります。

「全身に響かす鍼」とは、『鍼道発秘』の著者の葦原検校が好んで使用した貝利鍼(いんりしん)という太い特殊な鍼を用いて、極めて強い刺激を与えて、全身を貫くほどに強烈な響きを生じさせて治療するもので、私も試してみましたが現代人には不向きな方法でした。

私自身は通常の細い毫鍼を用いて、心地よく弱い刺激でも全身に響き渡るワザを長年工夫して手に入れ、それも伝授しています。

このような内容を取り入れ稽古していくわけですが、初伝だけの稽古をマスターしても、一応、治療が可能ですが、まだまだ未熟です。初伝の段階の人は実際の臨床においても、「基本の型」通りに治療していることが多いようですが、これでは時間ばかりかかり、ドーゼ過多になりやすく、治療後にかえってダルくなったりさせて逆効果になるものです。

「基本の型」は臨床のためにあるのではなく、鍼に関連するさまざまなことを稽古するためのものですから注意を要します。

（三）万病一風的治療の特長

「万病一風的治療」の特長の一つに、手足を除く体幹部をブラックボックスにすることがあります。腹診（これには胸部と背部も含む）をし、「毒」が存在していたり、「邪」が強い場所の部分に、西洋医学のどのような臓器・部位があるかを当てはめれば、それらに機能的・器質的に何らかの異常があることが予想されます。あまりに異常で激しい場合には、患者さんに病院での検査を勧めるべきです。私はこれまでに数えきれないほどの重い疾患を前もって発見し喜ばれました。

「万病一風的治療」のもう一つの特長は、一本の鍼だけを用いることでしょうか。世の中で流行しているものに、置鍼といって数本から百本以上も患者さんの体に刺したままにする方法があります。この方法でも充分効果があるのでよいのですが、例えば災害地や難民キャンプや僻地でのボランティアなどで医療活動を実践するような場合、鍼を入手するのが困難だったり、限られた予算の中でやりくりするのは大変です。そんな場合、「いやしの道」の鍼をマスターすれば、一本の鍼の良さ、凄さが実感できると思います。

もう一つの特長に「見えざる一鍼」があります。これは治療に用いる金属の鍼ではなく、言葉によったり、音楽や絵画や踊りなどの芸術に触れたり、一緒にランニングや散歩や登山や養生法をしたりなど、そのようなはたらきを介して患者さんをいやすことです。

このように目に見えないはたらきかけによって、禅の一転語のごとく、心の琴線に触れて、患者さんの考え方や生き方がガラリと転換するかどうかが鍵となりますが、「いやしの道」の治療においては、とても重要な役割を担っています。これこそ、いやし手自身がいやされていなければできないことでもあり、境涯の深さが問われるところでもあります。

(四) 鍼に向き合うこころ

最後にもう一度、「いやしの道」の模式図を見てください。テッペン近くの雲の中に位置する特別師範の私が、現在どのように治療しているのかについて、機関誌『いやしの道』第十七、十八号に掲載されているものをここに示してみましょう。

「観風の日常底の鍼」

〈モットー〉

・自己をなくし、大いなるものにまかせる治療を！

・心地悪さを心地よくするように！

・自他ともに安心するように！

〈観風の鍼の世界〉

・鍼禅の世界～説明できない。守・破・離の世界さえも超越

・学は学び尽し、術は工夫し尽し→一切を放下して→全てを手の内に込める

・こちら側から何も決めず、定めず、向う側から導かれるように！

・初一鍼の大事

〈近づくための工夫〉

・身体生命の声を聞く

・手の内で悪そうに感じたところに心地よく

・身体の応答（響き合い）に合わせてゆく

・鍼はこちらが意図することなく、向う側から迎えられるように進め、もうよいと押し出されるように退く
・決められた経穴に鍼をして治すのでなく、生きたツボを利用し、心地よい響きを伝えて治す

このように書くと、あたかもどんな病でも治してしまう！　などと誤解されると困るので、少し付け加えたいと思います。

荒木正胤先生は「病は因縁症である」と喝破されています。患者さんが来院される場合、その状態は実にさまざまです。ちょっと軽く腰を捻ったとか、肩が凝った程度の人もいるし、あるいは末期の癌とか、重度の難病の人もいるし、あるいは養生に気を付けている人もいるし、不摂生の限りを尽している人もいる。あるいは生命力旺盛な人もいるし、衰弱しきった人もいるし、一度も手術のメスが入っていない人もいるし、大手術を何回も受けている人もいるという具合で、同じように治療を受けに来られるようでも、患者さんの状態は、それぞれ全く異なるのです。

私は門人たちに「鍼すれば必ず治る！」と言い続けています。「治る」という意味は、「元の健康な状態に戻る！」という意味ではなく「必ず治る方向にはたらく！」という意味です。ワザが完全に手に入り、鍼の治る方向にはたらくパワーが強いほど、病の状態が好転していく可

能性が大きいわけです。

しかし病の状態が過去にさまざまな治療を受けても治らず、こじれて悪化し慢性化したものは、家庭で養生の仕方に充分注意しても、ちょっと鍼を施した程度では元の状態に戻してあげることができない、すなわち病を治せないことになります。

しかしそれでも鍼をすれば「必ず治る方向にはたらいている」ことを信じて疑わず、「何とか治すぞ！」の決意を抱き、一鍼を下し続けているのです。そして患者さんがよくならなければ悔しがり、申し訳なく思い、よくなれば喜び、「ヤッタ！」と思いながら、安心しているところがあるのです。

第六章　鍼禅一如の世界へ

（一）鍼と禅の比較

前にも話したように、私は三十歳の頃に雪底老師から「鍼禅をしなさい！」と言われ、また同時に「本来無病」の書をたまわり、それらを公案にして日々行じてきました。

しかし最初の頃には何のことか分からず、鍼は鍼、禅は禅と二つ別々に参じていたのです。ためしに初学の門人たちに「鍼禅とは何か？」と質問してみると「坐禅のスタイルで鍼をすること」と答える人が多いので驚きます。ある年数が経過してから、私は門人たちに「鍼禅とは、禅の心で鍼をすることだ」と答えることにしています。

しかし、この答えもある意味、十分なものではありません。なぜなら「禅の心」といってもどんなものか分からないし、禅者の境涯の程度によっても異なるからです。

「鍼禅一如を実現するのにいかにすればよいのか?」と、私も長年模索を続けたものです。例えば「いやしの道」の治療法そのものにも多くの禅意が込められているので、それをマスターし、無心で治療していれば、それが一如になっているのではないか、とか、禅の至高の境地にいる老師が鍼を習って治療したら、それで鍼禅になるのか、などなど考えてみましたが、そう簡単に埒が明く問題ではありませんでした。それでも諦めずにしぶとく続けているうちに、ある時、「鍼と禅はよく似ている部分があるな」と閃いたのです。図を描いて話してみましょう(図30参照)。

これは「いやしの道」と「禅の修行」のプロセスを対照させて描いたものです。前章でお話しましたように、鍼の方では、図の下から上へと順に、さまざまな医学に必要な知識(観念的知識)を学んでから、まず私の書いた本(『四部録』)を読まされ、同時に治療法を習得するための初伝のワザを鍛錬します。その努力が実り、守・破・離の段階を登れば、あとはよき「いやし手」としての境涯を高めるために日々求道の生活を送るわけです。

ところが禅について、私は雪底老師から「坐れば分かる!」と言われ続けてきたので、残念

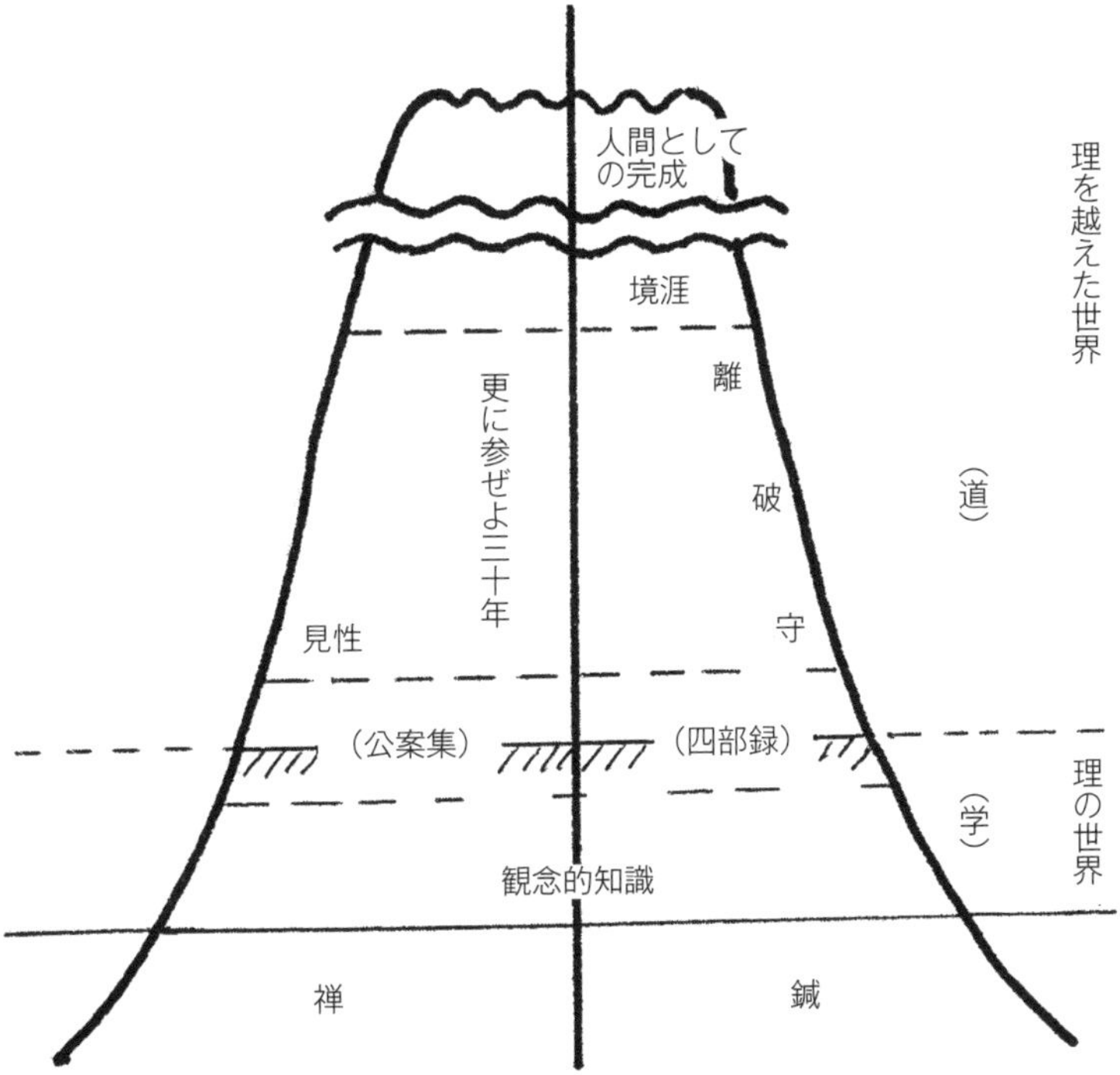

図30

ながら仏教の教典類（観念的知識）も読まず、「四部録」に対応する『無門関』『臨済録』『碧巌録』、その他の公案集も、若い頃には目を通さずにいたのです。

しかしある時、老師が「不立文字・教外別伝を誤解して、小僧や雲水たちは勉強しなくて困るんじゃ！」と私におっしゃったので、「ああ、ただ坐っているだけじゃダメなんだ！」と気付いたのです。それから少しずつ公案集にも目を通すようにしたのですが、経典類を全く学んでおらず、私の禅は底が浅いと痛感しています。

鍼の方では、目に見えない「気」を感得し、鍼の響きが分かると修行が進みやすくなります。「守・破・離」の段階を経て、無法の法を法として患者さんの状態にピタリピタリと合うように治療ができるようになるには、最低十年以上の年数を必要とします。

禅の方では「無」の直覚体験をし、目に見えない「仏性」を悟ることから、完全に身について仕上がるまでに「更に参ぜよ三十年」といいます。チラッと体験したのではなく、仏の境地に成り切って日々衆生を済度してゆく境涯に達するには、鍼よりも長年の修行が必要とされるようです。

プロセスの他にも、鍼と禅とは大きく似ている点があります。それは、このちっぽけな自分が宇宙一杯の大いなる世界と直結しているという体験に由来しています。

鍼の世界は、気を操作して治療をするので「気」を感得できるかどうかが重要な役割を演じます。東洋医学の「陰陽五行説」や「臓腑経絡説」などを体系化した古代の聖賢たちは、日々太陽や月の運行、季節の推移、それにともなう動植物の生態などを根気強く観察し、そこから天地宇宙の法則性を見い出し、それを人体にも応用したのだといわれています。

そしてその天地宇宙の法則性を生み出す、目に見えないが万物を変化流動させる不可思議なエネルギー的なものを「気」と名付け、鍼を介して、その「気」を感じながら治療するのです。

禅の世界は「心」の世界を問題にし、まず「仏性」を悟れるかどうかが修行の大きな関門となっています。坐禅をしてみると初学の頃は足が痛いし、息が苦しいし、頭の中にはいろいろなことがグチャグチャ浮んで来て騒がしいものです。それでも熱心に坐り続けていると、いつしか体型も変化して上虚下実の状態になり、息も丹田までスムーズに入るようになり、頭の中もサッパリしてくると、ある日突然、自分の身体が周囲に溶け込み、宇宙一杯の自己になっている状態であったことを何かのきっかけでハッと気付き、それを指導者に点検してもらい、真正な体験であったか否かを判定してもらうのです。

真正と認められれば「仏性」の直覚体験です。この「仏性」は、本来誰の「心」にもあるのですが、生命誕生以後、社会で生き抜くために必要な情報を大脳につめ込むうちに、見失い忘れ去っていた根源的な「心」であり、ついにその本体と再会できた瞬間です。「仏性」は本来言葉で表現できないのに、ここでは方便としてこのように説明してしまいましたが、プロの禅者に叱られそうです。

さて鍼禅一如の世界を目指すためには、鍼と禅の世界の相違点にも触れておかねばならないでしょう。そのために両者を比較しやすくするために次に表に記してみましょう。

次頁の表を見て、鍼の世界の方に「一応」という文字が入っているのを見て、「あれっ！」と思われた方がいると思います。本来「気」というのは宇宙一杯に充満し、あらゆるものを変化流動させるエネルギー的なものです。ですから、ある面「仏性」に似て、目に見えず、感じられず、認識もできず、絶対的な一面もあるのですが、「鍼の世界」は医療の分野に属するので、限られた人体に限定してみると、目に見えないが、実体として感じられるし、認識できる相対的な面もあるということで、少し面倒な立場にあります。

鍼は古聖賢によって、「痛い、辛い、苦しい」という病的状態を健康で楽な状態に戻すために考案され、使用されてきた道具です。そういう観点からみれば、常に生と死、虚と実、寒と熱、陰と陽、軽と重、老と若、大と小などの相対的な認識がつきまとってきます。生と死は別

〔禅の世界〕	〔鍼の世界〕
こころ	からだ
仏性	気
目に見えない	目に見えない
感じないが直覚できる	一応、感じられる
認識を超えたもの	一応、認識できる
絶対的	一応、相対的
悩み、苦しみ↓安心へ	痛い、辛い↓楽にする
無病	病気と健康
無生死	生と死 虚と実 寒と熱 陰と陽

として、他の相対的なものは、ワザを手に入れて、頭を空っぽにして治療できればあまり問題になりません。

一方、禅の世界では宇宙一杯の自己である「仏性」は、頭脳による認識を超えていますので絶対的です。ですから病気もなく健康もなく、生もなく死もないのです。それゆえ、雪底老師からたまわった「本来無病」の意味するところは、まず「仏性」を悟り、日々求道の生活をして至高のところを目指し、多くの悩み苦しむ人たちを、安心の世界に導きなされ！　と一喝されているように受けとっているのです。

（二）鍼禅一如と仏性

ここで「仏性」についてこのように説明してしまいましたが、これではまさに「屁理屈」です。私は長い間「無」と「仏性」は同じか、違うのか、の点で決着がつかずにいました。誰でも坐禅を熱心に修していれば、そのうち機が熟せば意外に早く、「無」の体験ができるのですが、それだけではシャカの教えの根幹である「慈悲」が発露してきません。

生れ落ちてから「無」を体験するまでに積み上げてきたものや、先祖から知らず知らず受け継いできた業など、グチャグチャした一切のものを内観することにより、気付くたびにそれらを切り捨て切り捨てしながら、同時に「慈悲の心」を育ててゆかねば、「仏性」が発露し輝き出さないのだと思います。

「更に参ぜよ三十年！」というのは、「無」を「仏性」そのものにする地道な努力を続けねばならない期間を示し、さらなる修行の必要性を促した言葉なのだと思います。

そして己れの心が「仏性」で満たされてくるほどに心が安らぎ、同時に他の悩み苦しみを安心に導くはたらきが大きくなるのだと思います。

禅の至高の境涯に達している出家した禅者ならば、真剣に「いやしの道」の鍼を修行し、ワザを手の内に入れさえすれば、極めて短期間に「鍼禅一如」を実現できるのだと思います。しかしそのような出家した禅者は、別の方便を用いて日々悩める衆生を安心へと導いておられるので、わざわざ面倒な鍼の修行などなさる気など、サラサラ起らないと思います。

問題は私のような居士の禅者です。俗世間の真只中で家族を持ち、治療や雑事に追われ、専一に坐禅を修することができない者はどうするか？　まず禅のよき師に出会えるかどうかが大事と思います。その上で「無」の直覚体験をするまでは家族に少しの我儘を通させてもらいながら、機会あるごとに坐禅会などに通うのです。

「無」の体験後には、日々家庭において、短い時間でも坐る習慣をつけ、全てを現成公案として受けとめて、「仏性」が発露できるように油断なく工夫努力を続けることです。しかし禅は難しく、「独り悟り」をして誤った方向に行きやすいので、よき師に点検していただき、常に正しい道を歩まねばなりません。

居士の禅者にとってありがたい一句があります。それは道元禅師の「自未得度先度他」の一句です。これは、「自らいまだ安心の彼岸に渡っていないけれども、此岸に迷い悩み苦しむ人がいたら、まず先にその人たちを彼岸に渡してあげる」という意味です。

禅の至高の境地など遥か遠くて達するのが不可能だから、鍼禅などできないと諦めることなかれ！「いやしの道」を熱心に修し、ワザを錬磨し、一応どのような病気にも対応できて、患者さんのいやしに真摯に取り組んでいくことこそ大切なのです。その上で同時に禅の修行を続けてゆけば、知らず知らず境涯は高まってゆくものだからです。

禅が難しいというのは、理由はいろいろあると思いますが、その一つに本来言葉で表現できないものを世間で用いる言葉で表現することから、誤解して理解されることがあります。

例えば「本来無病」の句も、私の初学の頃には「本当のところは病気なんかないんだ！」くらいにしか思っていなかったのですが、「無」を直覚体験し、「仏性」のことが分かってくると、医学は人間の痛みや苦しい状態について、それぞれに病名を付け、固定して認識し、何とか病

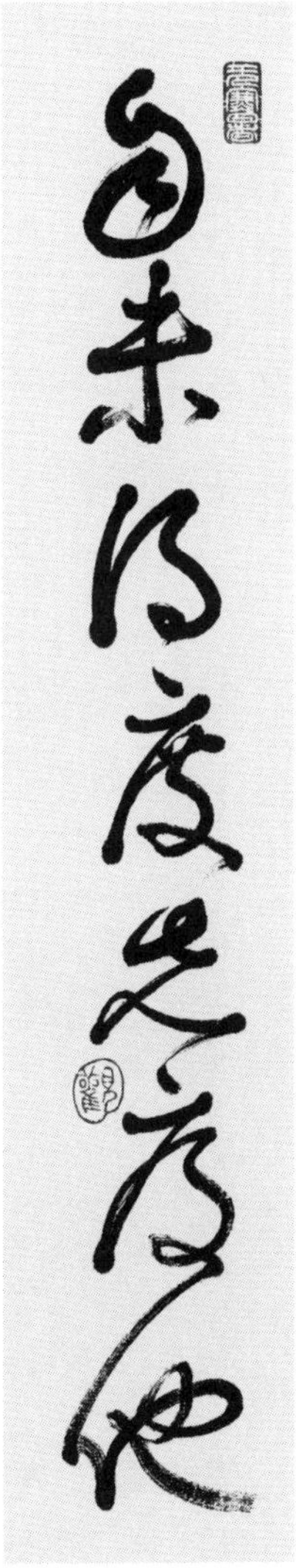

自未得度先度他

状を消して楽になるようにと、あれこれ処置をしてもがくのです。けれど、それとて元はといえば、大いなる世界の認識を越えたはたらき、つまり絶えず変化流動しているものを、人間の都合で一瞬の状態を切りとって認識し名付けたものです。

それゆえ、「病気は、有って無く、無くて有る」という方が的を射ているかもしれません。これは、私が「ツボなどない！」「証などない！」「経絡などない！」などと言っているのも同じことです。ツボも証も経絡も全く人間側が認識するのに都合よいように、便利なようにと定めたもので、同じく大宇宙の生命のはたらきのある状態を切りとって名付けたものであることを忘れてはなりません。

また生まれることと死ぬことは、とくに人間にとって極めて重大な出来事です。生まれては喜び、死しては悲しむのは当然です。それだけに生まれるとあまりにも喜び過ぎ、死してはあまりにも悲しみ過ぎてくると問題が起こるものです。

もし子供の誕生を望んでもどうしても授からない場合、事情によって家族の中でさまざまな感情が渦まくこともあるでしょう。また長年連れ添った配偶者や若い子供たちが亡くなれば、悲しみもひときわ深いものです。そんな時、いつまでも長く感情を引きずり、悩み苦しみ、暗く悲しい日々を送り続けねばならないことが問題なのです。

そういう心を一刀両断して、気持を切り換え、再び新しい日々を何とか元気に生き抜くことが大事です。それゆえに、禅ではよく「無生死」と言いますが、大いなる宇宙生命の側からとらえ、あるものの死は同時に他のあるものの生であり、またあるものの生は同時に他のものの死である事実を受けとめ、自他の心を安心に導くのです。

出家した禅者の場合、弟子が「無」の直覚体験をし、いつまでもそこに安住しようとすれば、サッサと山を下りて衆生を済度するようにと、指導者は弟子を導くようです。俗塵渦巻く娑婆の中で、悩み苦しむ人たちをどう救済するのか？　これこそ現成公案です。目に見えず、言葉にもならない絶対平等の世界は、いつでもどこでも七転八倒する現実の相対差別の世界に現前しています。

禅者は娑婆の世界でどのような心持ちで生きているのでしょうか？　絶対平等の悟りの心のままに生きているのか？　そんなことはありません。禅者は心の据えどころというか、よりどころを「仏性」に据えることで、自らの安心を得ています。俗塵多き中に入れば、必要に応じて相対差別の念によって対応し、自由自在に絶対平等と相対差別を往来しているのです。

世の多くの人の悩み苦しみは、他と比較することから生じています。自分が好ましいと思っていることと真逆のことに直面すると、心の中が急に騒がしく不安になるものです。

しかし世の中のあらゆる事象が、人も物も全て「違っていて同じで、同じであって違う」のです。全て違うと思っても、全てのうちを必ず貫き生かしている「仏性」を徹底信じきれるかどうかが、絶対的安心に導いてくれるかどうかのカギなのです。

万物は常に流転するものです。健康そのものであったのに、突然難病や癌になったり、大ケガをしたり、また事業がうまくゆき大儲けしていたのに、急に不況になり倒産したりなどなど、この俗塵渦巻く娑婆の中で生きていると、何が起こるか分かりません。

そんな中で、日々安心して明るく楽しく生きてゆくには、どうはたらきかけ行動してゆくかも大事ですが、その根底に徹底して「仏性」を信じて、生かされて生き抜くことなのだと思います。世の中、すったもんだして不安になっても、どこか心の底ではなんとなく安心しているというのが、絶対的安心なのだと感じています。

私は門人たちに、方便として「仏性」とは「宇宙一杯の慈しみに満ちた心」と表現しています。彼らは「先生は大病したから慈悲の心が持てるが、丈夫な私たちはそんな心がなかなか湧かない！」と言ってきます。もしそうであれば「いやし手」になるには全員大病にならねばならないでしょう。「慈悲」とありますが、私の心の内を観てみると、他の人が辛く悲しい状態にあるのを感じて、私の心もその悲しさに感応して同じく悲しく思い、例えばお経を唱えたりして、それから、何とか手を差し延べねば！　とか、差し延べたい！　という気持が起こる気がします。

そうであれば大病などして辛い思いをしてきた人の方が、健康の人よりも辛さが分かるぶん、確かに同悲の心が生じやすいので「いやし手」に向いていると言えるのかもしれませんが、逆に辛い思いをしてきた人は、自分をかばい、大事にする気持も強いので、手を差し延べたくとも、実行に移すのが大変なのです。健康な人よ！「いやし」の実現には最適ですから、案ずることなかれ！

私が門人たちに「無我無心で鍼をする」などと言えば、彼らは何も考えずに坐禅をしているときのように無言で治療していると思う人が多いので困るのです。私は患者さんにとって必要なことは随時考えたり、アドバイスもしますし、患者さんとは互いに会話もし、駄洒落も飛ばしていますが、それでいて無我無心であり、心も騒しくなく安んじています。

また門人たちは、患者さんに一鍼を下すことに多くの不安を抱いている人が多いのです。もし鍼をして患者さんがよけい悪くなったらどうしようとか、癌や難病の人が来たらどうしようとか、患者が減って収入が減ったらどうしようとか、とにかく悩みの種が尽きないのです。

そのような不安に満ちた気持もわからぬこともないのですが、そんな気持の人に治療されるのでは、患者さんもたまらないでしょう。その原因は、彼らの心の中に安心に導く確固とした心柱(しんばしら)が確立されていないことと、生命や鍼を信じていないことによるのだと思います。この安心に導く心柱とは、まさしく「仏性」のことと関係しています。「仏性」を仏と同義とすれば「すべってもころんでも仏の中」のごとく、何があっても安心の世界に生きられるのですが、さてさて！

鍼を信じられないのは、自分のワザが未熟なのですから、日々工夫努力して練磨するしかありません。鍼を道具として日々使っている人が鍼を信じられないようでは困ったことです。また生命を信じられなくては治療もできません。人体生命は、宇宙に誕生して以来、長い時を越えて種を保持し続けてきた結果、常に人体が壊れない方向に、体内の全てが総動員して機能し、はたらくように出来上っているのです。

そして人体にとっては異物でしかない金属の鍼が体内に侵入しようとすれば、その危険性を自ずとキャッチし生命を守ろうと、血液やリンパや免疫物質などが、そこに参集して来るはずです。

もし体内の異常そうな部位を見い出し、そこに一鍼を下すならば、そこに参集するでしょう。その時サッと鍼を体外に去れば、参集した物質によって、その部位の異常が改善されるわけです。それゆえに、鍼すれば必ず治る方向にはたらくことを、徹底信じればよいのです。もっともワザの程度により、その参集の具合が違うので、治り方に違いがあることは言うまでもありませんが！

雪底老師は「教育とは、教え育つと読むんじゃ！」とおっしゃいました。つまり「教えることはきちんと教えるが、育つかどうかは向うさんの勝手だ！」というわけです。

治療も同じで、患者さんに対して自分の実力の限りを尽くし、誠意をもって治療するが、その後のことは、患者さんがアドバイスを受けたことを守って生活するか、全く無視して体に悪い生活をするかで、効果や結果が違うものです。それゆえ、半分はいやし手、半分は患者さんの責任ということもあるでしょう。こういうことからも、「治っても治らなくとも安心」ということに導かれると思います。

しかし初学者のうちは、どんな病人が来ても、絶対治すぞ！　と鼻息荒くして、ヘタな安心など求めずに、ガムシャラに突っ走り、治らなければ悔し涙を流すほどでなければ、大成しないことは言うまでもありません。

私は雪底老師に相見してから約七年間くらい、意見を聞かれてそれに答えると、必ず「いやそれは違う！」と言われ続けました。それである時、ハッと気付き、私の方が全く逆の意見を言うと、老師はニヤリとされ、それ以後は全く普通に応対してくださいました。

世間の人たちは「べき、べからず」で確固とした意見を述べますが、悟りである絶対の世界は全く逆の意見もあるぞ、と気付くように導いてくださったと感じとれたわけです。それにしてもすぐに気付かなかったとは、相変わらず何とも鈍いことでした！

禅の至高のところにいる人は、何事につけても確固とした、ひとつのものに固執することなく、常に相対的に真逆のものも同時に見据えているので、他を導くのに、ひとつの主義主張や意見方針などで固まった生き方をして思い通りにならずに悩み苦しんでいれば、真逆の世界もあるのだから一方にかたよることなく、アチラにもコチラにも自由自在に出入りし、時には厳しく時には優しく、相手に応じてユルユルと生きることの大事を教え導くことができるのだと感じました。

私は幸いにも雪底老師の治療を長年させていただきながら、いろいろなことを学ばせていただきました。老師は底がなく、垣根がなく、とにかく掴みどころがないのですが、他に対して慈悲深い方でした。

また両親が熱心な浄土宗の信者さんだったので、幼い頃から「南無阿弥陀仏」の読経の中で育っておられたので、晩年になり「朝は坐禅で、夜は南無阿弥陀仏を唱えているんじゃ」とおっしゃっていました。まさに自力も他力もなく、二度の癌の手術も何のその！　信者さんの悲しみに対すれば涙し、嬉しさを聞けば共に笑う、そんな姿を側で拝見し、絶対的安心とはこういう生き方なのかと感じたのです。

絶対的安心とは、死しても安心、病気になっても安心、事業がうまくいかなくとも安心、頭で考えても安心、体で考えても安心、とならねば本物でないから、「言うは易く、行うは難し」です。その実現のためには、大いなる世界の側に立ち、何事も全て転変変化する状態でしかないと受け入れていく覚悟が必要であり、それがあって人情味溢れる生き方ができるかどうかが問われているのだと思います。これを我が身に顧みると、何とも実現がほど遠く、まだまだ修行せねばと痛感しています。

私も鍼のワザが手に入り、鍼を自由自在に扱えるようになり、あたかも鍼が私の身体の一部であるかのようにはたらき、私と鍼と一如一体となり、さらに私が宇宙一杯の慈しみに満ちた「仏性」のままに鍼を扱うならば、これこそ一鍼が乾坤を貫いている姿であり、また一鍼が宇宙を自由に舞っている姿です。何とも楽しいことではありませんか！

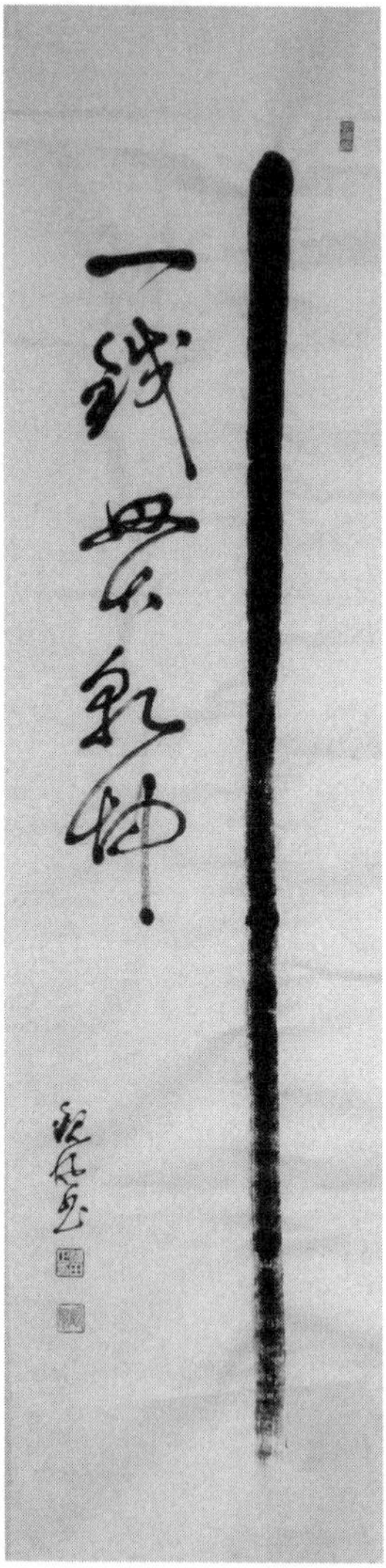

一鍼、乾坤を貫く

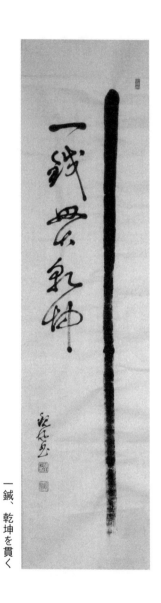

おわりに

何とか無事に書き終りホッとしています。何しろ鍼の世界では「気」が、禅の世界では「仏性」が、それぞれ重要な役割を演じていますが、どちらも目にも見えず、言葉にも表現できないのに、それに関したことを書くというのは、何とも無謀きわまりないことでした。

第一部では、鍼禅の修行の根底にある「万病一風」の世界観を充分詳しく紹介できたと感じています。とくに「病気のメカニズム」の考察は、丁寧すぎていささか冗長になった感がありますが、これは今までの医学界にはなかった発想であり、これまでの病気観を根底から変えるものと思います。

伝統的な東洋医学とも発想が異なり、西洋医学とも調和しやすく、それぞれの特長を生かし、互いに棲み分けるのに最適と思います。

鍼と禅が結びついてくると、単に病気観のみならず、生命観、身心観、食事観、人生観までが変化してきます。しかも日々不安に満ちて生活しているのを、どのように生きれば安心の日々に導かれるのかが分かってくるものです。皆さまに参考にしていただけましたら幸いです。

それにしても第二部は、鍼禅の道を語るのに私の自叙伝風になってしまいましたが、後期高齢者の仲間入りをしたせいか、だいぶ忘れっぽくなったので、時系列で出来事を書く作業は多くの気付きが得られて、意義深く楽しいものでした。ひとつのことを書くにつれ、今まで記憶の底に沈んで忘れていた事柄が思い出され、懐かしく、ありがたいことでした。
それと同時に、過去に縁があった人たちが何と多かったのかと驚き、皆さんに励まされ、支えられてきたからこそ、頑固で我儘一杯であるにもかかわらず、なんとか一筋の道を生き抜いて来れたのだと気付かされました。
私は臨床四十五年になり、これまで患者さんをいやし続けてきたと思っていましたが、実は私の方も患者さんからいやされ続けてきたことが、より人生を意義深く、味わいのあるものにしてくれたのだなと実感しています。

私にとって初めての一般向けの本ではありますが、本書を読んで、世の多くの人たちが鍼の世界の素晴らしさに興味を持っていただけますならば、ありがたく存じます。また、そういったことを通して、多くの若者がこの世界で活躍されることを期待しております。

ただ最近の門人たちを見ていると、時代が大きく変ったなと思わざるを得ないことも多いのです。現代のような経済優先社会では、患者さんをいやすことよりも、金儲けを優先してこの業界に入ってくるケースも多くなりました。そういう人たちには、心を入れ換えるように導いています。

よい「いやし」が実現できるならば、必ず多くの患者さんが「痛い苦しい」のを治してほしいと来院され、その結果として自ずと生活をさせてもらえるようになるものです。それゆえに鍼禅を志す者は、日々の「いやし」において「施無畏（せむい）」を行ずること、これすなわち布施の行と心に定め、求道の生活をしてほしいと願っているのです。

また、この本が多くの「いやし手」の修行の指針ともなり、世の病める人たちに光明を与えられるようになること。さらに「いやしの道」を真剣に学び、至高のところを目指し、時代を超えて伝統を受け継いでいってもらえることを期待しています。

とにかく痛い！　苦しい！　という患者さんを楽にして喜んでもらえるほどに、「いやし手」も同様に喜びも大きく、充実感に満ちて生きることができるのですから、本当に天職ですぞ！

最後に、病弱ながら鍼禅のことだけに突っ走る私をケアし、支えてくれるだけでなく、多くの門人たちの面倒まで見てくれ、苦労をかけっぱなしだった妻と、そのために放りっぱなしで、父親らしいことを何もしてやれなかった三人の娘たちに、この場を借りて、御礼とお詫びを申し上げます。

さらに本書の刊行にさいし、ご縁を作っていただいた曹洞宗僧侶の藤田一照さんと、ご尽力いただいた春秋社の佐藤清靖さんに、心より御礼申し上げます。

二〇一九年五月吉日

横田観風

著者紹介

横田観風（よこた　かんぷう）

1944年、茨城県土浦市に生まれる。

1973年、東京工業大学大学院博士課程理論物理学専攻修了。

1976年、東京高等鍼灸専門学校本科を卒業。

同年、鍼灸治療院「観風堂」開院、現在に至る。

1998年、「いやしの道協会」を設立、鍼灸を中心とした「日本的ないやしの道」を唱導し、治癒にあたる。

福富雪底老師に禅の指導を受け、寺山旦中居士に筆禅道を中心とした東洋学を学び、江原樵右先生に茶道の薫陶を受ける。東西医道交流会・無為塾、日本古医道研究所などを主宰し、湯液（漢方薬）と鍼灸による癒しを日本的な道に高めた「いやしの道」を創成し、医師・薬剤師・鍼灸師などを指導。

著書に、『万病一風論の提唱』（たにぐち書店）、『鍼道発秘講義〔新版〕』（日本の医学社）、『経絡流注講義』（医道の日本社）、『傷寒論真髄』（績文堂）、『訓注 吉益東洞大全集』（たにぐち書店）、『訓注尾台榕堂全集』（日本の医学社）、『鍼灸による日本的ないやしの道（入門篇）』（日本の医学社）など。

鍼と禅

二〇一九年七月二十五日　第一刷発行

著　者　横田観風
発行者　神田　明
発行所　株式会社　春秋社
東京都千代田区外神田二—一八—六（〒一〇一—〇〇二一）
電話〇三—三二五五—九六一一
振替〇〇一八〇—六—二四八六一
http://www.shunjusha.co.jp/
印刷所　信毎書籍印刷株式会社
製本所　ナショナル製本協同組合
装　丁　伊藤滋章

定価はカバー等に表示してあります
2019Ⓒ Yokota Kanpu　ISBN978-4-393-31401-2